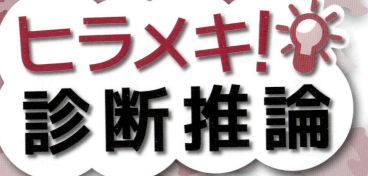

総合診療のプロが
苦手な症候へのアプローチ、教えます

編集
野口 善令

南江堂

執筆者一覧

編集

野口　善令	のぐち　よしのり	名古屋第二赤十字病院総合内科

執筆者（執筆順）

野口　善令	のぐち　よしのり	名古屋第二赤十字病院総合内科
大杉　泰弘	おおすぎ　やすひろ	藤田保険衛生大学総合診療・家庭医療プログラム／豊田地域医療センター総合診療科
吉藤　歩	よしふじ　あゆみ	慶應義塾大学内科学（腎臓・内分泌・代謝）
竹内　元規	たけうち　もとき	藤田保健衛生大学病院救急総合内科
山中　克郎	やまなか　かつお	諏訪中央病院総合診療科
岸田　直樹	きしだ　なおき	総合診療医／感染症医／一般社団法人 Sapporo Medical Academy
横江　正道	よこえ　まさみち	名古屋第二赤十字病院総合内科
舩越　拓	ふなこし　ひらく	東京ベイ・浦安市川医療センター救急科
志賀　隆	しが　たかし	東京ベイ・浦安市川医療センター救急科
岩本　和真	いわもと　かずま	筑波大学附属病院皮膚科／土浦協同病院皮膚科
末松　篤樹	すえまつ　あつき	名古屋第二赤十字病院総合内科
小田　浩之	おだ　ひろゆき	飯塚病院総合診療科
岡田　優基	おかだ　ゆうき	東京大学大学院医学系研究科公共健康医学専攻
徳田　安春	とくだ　やすはる	地域医療機能推進機構（JCHO）本部
宇藤　薫	うとう　かおる	鎌ヶ谷総合病院救急部
上原　元太	うえはら　げんた	沖縄県立中部病院腎臓内科
金城　光代	きんじょう　みつよ	沖縄県立中部病院総合内科リウマチ・膠原病科
綿貫　聡	わたぬき　さとし	東京都立多摩総合医療センター救急総合診療センター
吉見　祐輔	よしみ　ゆうすけ	名古屋第二赤十字病院総合内科

序文

　本書は臨床雑誌「内科」2013年1月号より連載した「学び直し 診断推論」を改訂してまとめたものである．ある程度，卒後年次の高い臨床経験のある臨床医も読者に想定して，苦手な症候に対してこれを押さえれば一安心の鑑別診断の考え方を学ぶことを目的としている．

　診断推論は，いまや臨床医の共通言語となり，とくに，研修医，若手医師の間ではなじみが深いが，現在，中堅以上の臨床医として現場で頑張っているのは体系的な診断推論の考え方の教育を受けたことのない世代であろう．経験値を上げてなんとなく日常診療を無難にこなしているが，この訴えの患者に来られると苦手と感じられる症候があると思われる．とくに，原因疾患が，1つの領域にとどまらない場合にそう感じることが多いのではないだろうか．

　臨床医は，スナップ診断（直感）と分析的アプローチ（論理）の2種類の方法を巧みに使い分けながら診断を行っている．本書の構成として，いきなり鑑別診断のリストから考えるのではなく，まず何かひらめくものがないかスナップ診断を試してみる．症候によっては，非特異的すぎるか，苦手でスナップ診断できないものもあるかもしれない．ひらめく疾患がなければ，don't miss の視点から見逃してはいけない疾患のリストについて考えてみる．なお，本書は一般外来を主な対象としているので，救急外来でよく行われるような，最初に don't miss 疾患を全部除外しておいて，大丈夫と思えたらはじめて don't miss でない疾患を考えるというアプローチはとらない．Don't miss は，あくまで，なければ安心できる疾患のリストとして押さえで考える．これらの don't miss を常に押さえるトレーニングをすると，日常診療の何か重大なものを見落としているのではないかという不安から解放されるはずである．

　本書が，「直感」と「論理」を駆使することで苦手な訴えに自信をもって対応できるようになる助けになれば幸いである．

2016年4月

野口　善令

目次

総論
診断推論とは何か　　　　　　　　　野口　善令　　1

01　全身倦怠感
疲れやすくてだるいんです・・・　　　　野口　善令　　11

02　不眠
夜間に3度，目が覚めるんです　　　　大杉　泰弘　　21

03　体重減少
体重が減って，食欲もありません・・・　　吉藤　歩　　29

04　浮腫
左足全体が痛み，赤く腫れています　　野口　善令　　39

05　リンパ節腫脹
首のしこりが大きくなっています　　竹内　元規, 山中　克郎　　50

06　発熱を伴う発疹（fever and rash）
熱があって，発疹も出てきました　　岸田　直樹　　62

07　発熱
週に数回，午後に熱が出ます　　　　横江　正道　　73

08　めまい
めまいが急に出ました　　舩越　拓, 志賀　隆　　86

09　失神
ちょっと寝ちゃっただけ（?）　　岩本　和真, 山中　克郎　　99

10 目の充血
10日前から嘔気があり，左目が充血しています　　　末松　篤樹　**111**

11 慢性咳嗽
咳が止まりません　　　小田　浩之　**123**

12 嘔気・嘔吐
昨日からふらつきがあり，嘔吐しました　　　岡田　優基，徳田　安春　**133**

13 慢性下痢
下痢がずっと続いています　　　宇藤　薫　**146**

14 腰　痛
2ヵ月以上腰が痛いのですが・・・　　　上原　元太，金城　光代　**158**

15 関節痛
いろんな関節で痛みが移動します　　　綿貫　聡　**166**

16 四肢のしびれ
半年前から歩くと両足がしびれます　　　吉見　祐輔　**178**

17 意識障害
家族が話しかけても反応しません　　　末松　篤樹　**190**

18 咽頭痛
のどが痛いのですが風邪でしょうか？　　　岸田　直樹　**201**

19 肝機能異常
肝機能異常を指摘されました，体がだるく熱もあります　　　横江　正道　**211**

20 全身の痛み
とにかく体のあちこちが痛いんです　　　　　　　　古見 祐輔 **222**

索　引　　　　　　　　　　　　　　　　　　　　　　　**235**

診断推論とは何か

　臨床は，まず診断をつけることから始まる．普段はあまり意識していないかもしれないが診断の本質は何かを考えてみよう．何気なく行っている診断という行為の内容を見直して意識化することにより診断能力を高めることができるだろう．

1　ヒラメキと論理

　診断とは，患者を目の前にして，「この患者のもつ病気は○○である」と認識する思考作業である．この思考プロセスには大別して，ヒラメキ（スナップ診断）と論理（分析的アプローチ）の2種類の方法があり，臨床医はこれら巧みに組み合わせて診断を行っている．これらの診断に至る思考プロセスを診断推論と呼ぶ．

2　スナップ診断

　ある程度経験を積んだ臨床医ならば，患者をみるなり「○○病ではないか」と強く感じられてスナップショット的に診断をつけた経験があるだろう．スナップ診断とは，患者から疾患の特徴的なパターンをつかみとって意識下で瞬間的に「ヒラメキ」に似た形で認識するような直感的な診断法である．わかったという感覚とともに，診断名がひらめく，クイック診断といってもよい．この診断のしかたは認知心理学の用語でパターン認識と呼ばれる．
　パターン認識には，特徴的な皮疹をみて帯状疱疹だと認識するなど，視覚によるものもあるが，もう少し複雑なパターン認識では，疾患の症状，所見などの組み合わせからキーワードのまとまり（複数のキーワードの組み合わせ）に

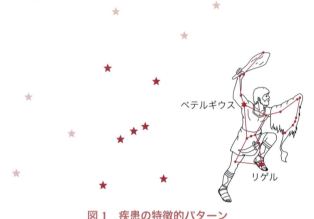

図1　疾患の特徴的パターン
空には星座と関係ない星もあるがみる人がみると意味をもったまとまりとして浮かび上がってみえる．

気づくことで診断をつける．これは，星座にたとえるとわかりやすい．星座を知らない人には無意味に並んでいるようにしかみえない星が，星座を知っている人には意味をもった星の集まりとして浮かび上がってみえる（**図1**）．つまり，自分の中に疾患パターン（星座）をもっていない人には，無関係な情報の羅列にすぎないが，パターンをもっている人にとっては情報のまとまりが疾患（星座）として認識される．たとえば，①発熱，②腹痛，③黄疸，④胆道系酵素の上昇，⑤炎症反応，⑥画像上の異常所見，というキーワードがそろえば，急性胆管炎の診断名がひらめくだろう（**表1 診断基準の6項目**）．これらキーワードが6つ全部そろっていれば，教科書的な典型的病像であり，研修医でもベテラン臨床医と変わらず直感的に診断できるだろう．しかし，現実には，6つ全部がそろうことはまれである．キーワードがいくつあれば診断できるか考えてみると，①発熱のみでは，非典型的すぎて急性胆管炎とは診断できないだろう．①発熱＋④ALP, γ-GTPの上昇でも胆管炎と決めつけるには無理がある．こうして考えていくと，どこかにこれだけのキーワードがそろったら診断できるという境界が存在するのがわかる．このように，コアとなるキーワードが欠けた虫食い状の症例でも診断できるが，境界をどこに置くかには個人差がある．臨床経験のない医学生のうちは，キーワードが全部そろった典型的症例でないと

表1　急性胆管炎の診断基準

A　1．発熱*
　　2．腹痛（右季肋部または上腹部）
　　3．黄疸
B　4．ALP，γ-GTP の上昇
　　5．白血球数，CRP の上昇
　　6．画像所見（胆管拡張，狭窄，結石）

疑診：Aのいずれか＋Bの2項目を満たすもの
確診：(1) Aのすべてを満たすもの（Charcot 3 徴）
　　　(2) Aのいずれか＋Bのすべてを満たすもの

ただし，急性肝炎や急性腹症が除外できることとする．
*悪寒・戦慄を伴う場合もある．

［文献2）より引用］

　ひらめかないかもしれないが，経験を重ねるにつれていくつかキーワードが欠けた非典型的症例であっても全体が急性胆管炎の「星座」として認識できるようになる．

　実際の臨床では，星座と関係のない星（ノイズ情報）の中から，関係のあるまとまり（キーワードのまとまり）を見出して星座に結びつけなければならないなど，もっと複雑になる．また，ある特定の所見がないという陰性情報も疾患の特徴として疾患パターンに組み込まれていく．さらに経験を重ねるにつれて言語化されにくい疾患の特徴（例：ぱっとみて具合がわるそうな感じ）もパターンに含まれるようになり，最終的に，疾患パターンはキーワードのまとまりを骨子として言語化しにくい印象で肉付けされたイメージ（心像）のようなものに近づいていく．たとえば，感染性心内膜炎の疾患パターンは，「キーワードのまとまり（発熱，心雑音，皮疹）＋明らかな感染フォーカスがない＋みた感じがよくない」などの印象が加わったものになる．最近は，この「疾患の全体像（臨床像）」をゲシュタルトと表現するのをみかけるようになった[3]．ゲシュタルトは，ドイツ語で「形態」という意味であり，心理学の分野では「部分や要素の総和としてとらえられない，特有のまとまりのある全体的構造」とされる．言葉で表現しきれないあいまいな感覚や第六感も含むニュアンスが強い用語であるため，臨床医が自分の中にもっている「疾患の全体像」をたとえるのに使用されている．

3 スナップ診断の強みと弱点

> スナップ診断の強み

　経験を積んだ臨床医にとっては正確，迅速かつ楽に診断をつけることができる．後述の分析的アプローチとは異なり，診断仮説を1つずつ除外していくプロセスをショートカットできるため，確定診断に到達するまでの時間が短く，検査も少なくて済み，効率がよい．結果的に患者の負担も少なくなる．

> スナップ診断の弱点

　スナップ診断できるかどうかは，自分の中に疾患パターンが形成されているかどうかで決まる．自分の中にパターンをもっている人にはあれこれ考える努力をしないでも直感的にわかるが，自分の中に疾患のパターンがない場合にはまったくわからないという結果になりがちである．経験したことのない疾患は原則的にスナップ診断できない．この場合，まったくわからないと感じるか，自分の中にあるパターンのうちでもっとも似たものとして認識される．まったく的外れな疾患として認識されることも多く，自分が不慣れな領域の診断をスナップ診断のみに頼って行うのは危険である．

4 スナップ診断上達のコツ

　インパクト（印象）と繰り返しによりパターンが形成される．強烈な印象を受けた場合には一症例だけでパターンを習得できる場合もあるが，一般的には，繰り返し多くの症例を経験することが必要となる．

　確定診断がついて，この特徴の組み合わせはこの疾患だったということを認識できた症例「教師あり経験」のほうが効率よくパターンを習得できる．確定診断がつかず，ただみただけといういわば「教師なし経験」はパターンが習得されにくい．

　パターン認識と分析的診断推論は相補的なものである．パターン認識が上達

すれば洗練された鑑別診断のリストを想起でき，かつ，事前確率が高い診断仮説を形成できるようになるので，分析的診断力も向上する．さらにこれが「教師あり経験」につながりより効率的にパターンが形成される．

5 分析的アプローチによる診断推論（仮説演繹法）

直感的に診断名がひらめかないときには分析的にアプローチして診断を系統的に考えていく．分析的なアプローチは，仮説形成と仮説検証を繰り返して診断を考えていくので仮説演繹法と呼ばれる．仮説形成は患者の話をきいて，鑑別診断のリストをつくる作業で，仮説検証はリストにあがった鑑別疾患の可能性（確率）を吟味していく作業である．

▶ 診断仮説の形成

この段階では，「これは○○病ではないか」という疑いをもつ（つまり，疾患名を思いつく）．この疑いが仮説であり，鑑別診断の候補にあたる．仮説は主として，病歴（患者の話，訴え）から形成する．何らかの疾患を疑って鑑別診断を考えることは診断推論の核心である．

ここで，「頻度（common）」と「重大性（critical）」の2つの視点を導入すると実用的な鑑別診断のリストができる．「頻度」の視点からは，common なありふれた疾患ほど遭遇する可能性が高いという点から鑑別を考える．つまり，

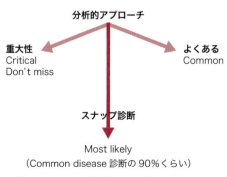

図2　スナップ診断と分析的アプローチ

効率よく診断にたどりつくための視点である．「重大性」の視点からは，緊急性（緊急に介入が必要），見逃すと致死的（アウトカムがわるい），不可逆性（放っておくと不可逆な後遺症を残す），治療可能性（有効な治療法がある）などの特徴をもつ疾患を鑑別診断の上位に考える．「重大性」の高い疾患とはあまり頻度は高くないかもしれないが，見逃すと害が大きい「見逃してはいけない」，「否定すべき」（Do not miss, Must be ruled out）疾患といってもよい（図2）．

診断仮説の検証

　診断仮説ができたら，次の段階では情報を集め，それを用いて仮説を肯定/否定できるのか，を検証していく．診断仮説の検証のゴールは，仮説を肯定/否定する情報を集め，吟味してこの仮説が正しいかどうか決定することである．患者から得られる情報の中には，診断仮説を肯定することも否定することもないどちらでもないノイズ情報もある．情報は仮説に沿って集める必要がある．そうでないと診断に役に立たないノイズ情報ばかりになってしまう．

　患者から1つ情報をもらうとその結果として，患者がある疾患をもつ可能性（確率）は，①高くなる，②低くなる，③どちらへも動かない，のいずれかとなる．分析的アプローチでは，これらの情報を患者が疑われた疾患をもつ確率を動かす道具として使う．そして，常に患者が疑われた疾患をもつ確率を考えながら，患者から情報をもらって患者が疾患をもつ確率を動かしていく．最終

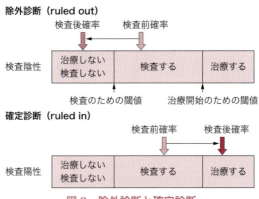

図3　除外診断と確定診断

なゴールは，患者が疑われた疾患をもつ確率が十分高くなるか（確定診断（ruled in）），もはやこれ以上この疾患について考える必要がないと判断できるくらい低くなるか（除外診断（ruled out））のどちらかである（図3）．

このアプローチでは，患者が疾患をもつ事前確率を大きく変化させることができる情報が性能（診断特性）のよい情報で，確率が高い方向，低い方向のどちらへも動かないのは，性能のわるいノイズ情報である．患者が，疾患をもつ確率が高くなれば確定診断に，低くなれば除外診断にすることができるが，確率が変化しなければ確定も除外もできないからである．

6 臨床医の実際的な診断推論

ここまでを要約すると，分析的な推論の第一段階は疾患名を思いつくプロセス，第二段階は仮説の確率を動かすプロセスである．

第二段階の確率を動かすプロセスは診断推論が体系化されていく中で，虚血性心疾患の診断をテーマにベイズの定理を使って最初にモデル化された．冠動脈疾患による労作性狭心症は以下のような特徴があり，単純化するのに好適だったためである．

①Gold standard（冠血管造影）は，侵襲的で，かつ疾患の有無を冠動脈の狭窄度で明確に定義できる（例：75％以上の冠動脈狭窄があれば冠動脈疾患）．
②ほどよい診断特性（感度，特異度）の非侵襲的検査が存在する（負荷心電図，負荷心筋シンチなど）．

このため，侵襲的な gold standard と比べてほどほどに感度の高い非侵襲的検査を使って確率を下げ，除外診断する，または，ほどほどに特異度の高い非侵襲的検査を使って確率を上げ，侵襲的な gold standard に持ち込み確定診断

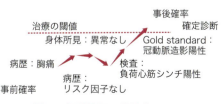

図4 仮説検証の単純化モデル

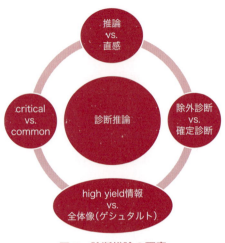

図5 診断推論の要素

するというイメージが定着した．診断とはyieldの高い情報を使って逐次的，連続的に確率を上げ下げしながら進んで最終的に診断に至るものだというイメージである（図4）．

　このモデルは，思考プロセスを要素に分けて説明しているので，診断推論とは，主訴，病歴⇒鑑別診断の想起，病歴，身体診察，検査⇒確率変化の手順を整然と進む静的で逐次的なもののような印象を与えるが，熟練した臨床医の実際の思考過程は考えながら情報を集め，直感的なヒラメキと論理による推論を交え，criticalな疾患の除外とcommon（likely）な疾患の確定が同時進行するきわめて複雑でダイナミックなプロセスである（図5）．

　経験を積んだ臨床医は，診断の80～90％くらいをパターン認識により直感的に診断し，直感的にわからない残りを分析的に推論しているようである．「これではないか」と診断名が強くひらめいた場合には，ひらめいた診断名はかなり確度の高い診断仮説であることが多い．あるいは，一点買いで「これ」という病名がひらめかなくても，「だいたいこのあたりではないか」という診断仮説がいくつかひらめくことはもっと多い．この診断仮説を中心に検査の組み立てを考えて診断を進めていくと効率よく診断できる．ただし，非常に非特異的な症候（たとえば倦怠感など）に対しては，特徴がつかみにくいためスナップ診断として病名を想起するのが困難であることが多い．このような場合，無理矢理

Criticalな疾患は除外したい

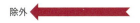

除外

Common，likelyな疾患は確定したい

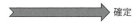

確定

でもcommonだがゴミ箱的な疾患*は後回し

図6　診断は2方向
*ゴミ箱的な疾患：自然軽快する診断しても治療法がないなど，あえて診断をつけなくてもよい疾患．

　思いついた診断に固執すると間違いのもとになるので，系統的に診断を考えていく分析的アプローチに移行したほうがよい．また，スナップ的に診断名がひらめいた場合でも，一点買いで他の診断仮説を考えないのではなく，とくにcritical（don't miss）な疾患を「押さえ」の診断仮説としてもち，criticalな鑑別疾患はないことを確かめて除外診断し，ある程度情報を集めた時点で可能性が高そうな（likelyな）候補は確定診断する方向で診断を進めていく（図6）．

　分析的アプローチでは，high yield 情報に注目して確率を上げ下げするが，疾患によってはあまり1つの情報にこだわって診断しようとするとうまくいかないことがある．たとえば，全身性エリテマトーデス（SLE）など膠原病は自己抗体のみで診断しようとしても行きづまる．診断には全体像（疾患のゲシュタルト）をみて，その疾患らしいのか，らしくないのか，を判断するプロセスがどうしても必要になる．らしい/らしくない，の判断を意識的に行うためには表1の診断基準の6項目のような疾患の全体像（ゲシュタルト）の言語化された部分に注目するとよい．逆にいえば，診断基準はゲシュタルトから言語化可能な要素を抽出して要約したものといえる．

　このように，診断仮説の形成のみではなく，その検証の段階でも直感と論理による推論を組み合わせることで，巧みに相互の弱点を補い合った安全で効率的な診断が可能となる．

7 意識して自分の疾患パターン（疾患の全体像，ゲシュタルト）をつくろう

　確定診断のついた症例をある程度経験したら自分の診断パターンをつくろう．どこの医療機関でも「うちの外来でこの症候といえばこんな疾患が来る」というローカルルールのようなものが成立するはずである．例外はあるが，このパターンを把握することで診療を効率的に行うことができる．このように苦手な症候には，分析的にアプローチし経験を積んでいくことで自分の診療に幅を広げることができる．

文 献

1) 野口善令，福原俊一：誰も教えてくれなかった診断学―患者の言葉から診断仮説をどう作るか，医学書院，東京，2008
2) 急性胆道炎の診療ガイドライン作成出版委員会（編）：TG07（旧版），科学的根拠に基づく急性胆管炎・胆嚢炎の診療ガイドライン，医学図書出版，東京，2005
3) 岩田健太郎（編）：診断のゲシュタルトとデギュスタシオン，金芳堂，京都，2013

01 全身倦怠感

疲れやすくてだるいんです・・・

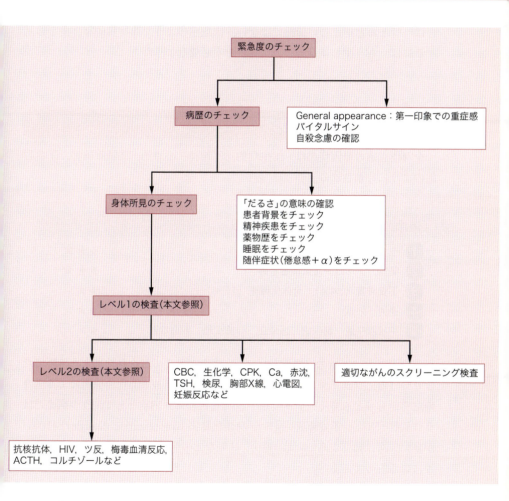

多くの臨床医にとって「だるさ」は，直感的に診断をつけにくい苦手な症候だろう．医学部でもだるさの鑑別診断について体系的に習った記憶がない．だるさをきたす疾患は非常に多く，ほとんどの慢性疾患に当てはまってしまうの

で，だるさという症候からだけではなかなか診断できない．無理にあげれば，急性肝炎，貧血，糖尿病，結核などがスナップ診断として一応思い浮かぶが，どれも自信をもって「これだ」とはいえないような気がする．どうも脈絡なく過去にみた疾患の中から倦怠感を訴えるものを想起しているようである．思いついた診断名が「これだ，これに違いない」と強く感じられる場合にはその診断が正しい可能性は高いが，診断名を無理矢理こじつけたように感じられる場合は，ほとんどが正しい診断ではない．倦怠感のような非特異的な訴えを診断するには，もう少し体系的なアプローチが必要なようだ．

 鑑別診断のリストをつくろう

全身倦怠感の原因疾患は，①生理的，②精神・心理的，③睡眠障害，④器質的のように分類される（表1）．

Common な疾患を押さえよう

1. うつ病またはうつ状態（58％）　　★★★
2. 薬物，アルコールによるもの　　★★★
3. 不安障害（14％），身体化障害（10％）　　★★☆
4. 過労，妊娠　　★★☆
5. 甲状腺疾患，糖尿病，感染症，心肺疾患，貧血など　　★☆☆

この中でcommonな（頻度が高い）疾患を押さえておくと効率よく診断にたどりつける．プライマリ・ケアの一般外来では，精神・心理的原因による全身倦怠感がもっとも多く，全体の60～80％を占める．内訳として，うつ病またはうつ状態（58％），不安障害（14％），身体化障害（somatization disorder）（10％）が多い．次に頻度が高いのは，過労，妊娠などの生理的原因や，薬物，アルコールによるものである．

器質的原因のうち比較的頻度が高いのは，甲状腺疾患，糖尿病，感染症，心肺疾患，貧血などであるが，これらには倦怠感以外に随伴症状があることが多い．

表1 全身倦怠感の原因疾患

1）生理的原因 　　過労 　　妊娠 2）精神・心理的原因 　　抑うつ 　　不安 　　身体化障害 　　心理的ストレス 3）睡眠障害 　　不眠症 　　睡眠時無呼吸症候群	4）器質的原因 　　感染症 　　　感染性心内膜炎 　　　肺結核 　　　AIDS/梅毒 　　内分泌疾患 　　　糖尿病 　　　甲状腺異常 　　　高Ca血症 　　　副腎不全	心肺疾患 　　うっ血性心不全 　　COPD 　　急性心筋梗塞 　血液疾患 　　貧血 　その他 　　肝疾患 　　腎不全 　　がん 　　膠原病・血管炎 　　薬物副作用 　　アルコール 　　慢性疲労症候群

Don't miss 疾患を押さえよう

1. 自殺念慮を伴ううつ病　　　　　　　　　　　　▲▲▲
2. 急性副腎不全，非ケトン性高浸透圧性昏睡，
   心肺疾患，貧血など　　　　　　　　　　　　　▲▲▲
3. 慢性感染症（感染性心内膜炎，結核など）　　　　▲▲▲

　また，鑑別診断の段階であまりcommonでなくてもdon't miss（見逃してはならない）疾患を想起しておくと，大事なものを見逃しているという不安が少なく診療できる．Don't miss疾患には，比較的まれではあるが，急性副腎不全，非ケトン性高浸透圧性昏睡，心筋梗塞，心不全，慢性閉塞性肺疾患（COPD）などの心肺疾患，貧血などで，倦怠感のみが前面に出る非典型的な病像を呈することがある．また，感染性心内膜炎，結核などの慢性感染症では倦怠感が主訴になることも多い．自殺念慮を伴ううつ病は緊急症であり，迅速な対応が必要になる．

診断をつめていこう

 緊急対応を要する疾患をチェックする

　バイタルサインをチェックし，全身状態が安定していることを確認してから次のステップへ進む．とくにうつ病を疑った場合，自殺念慮は緊急症であるため，必ず自殺念慮の有無について確認する．

　自殺念慮は最大の red flag sign である．患者に自殺について質問すると，かえって自殺行動を引き起こしてしまうというのは誤解である．自殺する患者は前もって何らかのサインを発したがることが多く，ほとんどの場合質問すれば隠さずに答えてくれる．

　自殺念慮・希死念慮についての質問のしかたとしては，共感を示しながら相手の訴えを傾聴する．表2のような質問をして徐々に核心に入っていくのがよいだろう．

 「だるさ」が何を意味するのか確認する

　病歴をきくときには「だるさ」が何を意味するのかを患者の言葉で表現してもらうようにする．わかりにくければ「だるいとはどういう意味ですか？」，

表2　自殺念慮・希死念慮について質問のしかた

「悲しいのですか？　何もできないと感じているのですか？」
「すっかり絶望してしまったのですか？」
「毎日が耐え切れないと感じているのですか？」
「人生が重荷になってしまったと感じているのですか？」
「生きていてもしかたないと感じているのですか？」
「自殺したいと感じているのですか？」
具体的な自殺の計画を立てているほど緊急性，リスクが高いため，具体性についても質問する．
「人生を終わらせようとする計画をすでに立ててしまったのですか？」
「どのようにそれを具体的に実行する計画がありますか？」
「薬，殺虫剤などを手に入れていますか？」
「いつその計画を実行に移すつもりですか？」

〔WHO による自殺予防の手引きより引用，改変〕

「その症状を説明してください」と質問する．患者によっては，呼吸困難，眠気，衰弱などの症状を「だるい」，「疲れる」と表現することがあり，これらをはっきりさせることが診断の手掛かりになる．

患者背景をチェックする

仕事や家庭の状況（オーバーワークではないか，乳幼児の育児に追われていないか）などについて確認する．また，妊娠可能年代の女性では，妊娠の可能性について尋ね，最終月経も確認をする．無月経は，妊娠，内分泌疾患，ストレスの存在の手掛かりになる．

精神疾患をチェックする

うつ病，不安障害，身体化障害などの精神疾患を示唆する症状についてスクリーニング的に質問する．うつ病の二項目質問紙法を活用する（表3）．

1）心理的，身体的原因の鑑別の手掛かり

a）器質的原因による全身倦怠感は身体活動によって出現したり悪化することが多い．対照的に，器質的原因によらない全身倦怠感は，1日中持続し労作によって増悪せず休息により改善しない．

b）内科的疾患による全身倦怠感は，関連する随伴症状を伴うことが多い．精神疾患でもうつ病などは比較的特徴的な随伴症状がある．全身倦怠感それ自体が主たる問題で他の症状を伴わない場合，逆に医学的に関連のない多系統の症状を訴える場合には身体化障害によることが多い．

c）倦怠感が睡眠によって回復するかどうか．もし全身倦怠感が睡眠，休息

表3　うつ病の二項目質問紙法

1) この1ヵ月間，気分が落ち込んだり，憂うつな気持ちになったりすることがよくありましたか？（抑うつ気分）
2) この1ヵ月間，どうも物事に対して興味がわかない，あるいは心から楽しめない感じがよくありましたか？（興味・喜びの喪失）

1つ以上「はい」で陽性，2つとも「いいえ」は陰性とする

二項目質問紙法の大うつ病に対する感度96%，特異度57%で，陰性（両方とも「いいえ」）であればうつ病を除外できる．

表4 CAGE スクリーニングテスト

C：Cut down. 今までに，自分の酒量を減らさなければいけないと感じたことがありますか？
A：Annoyed by criticism. 今までに，周囲の人に自分の飲酒について批判されて困ったことがありますか？
G：Guilty feeling. 今までに，自分の飲酒についてよくないと感じたり，罪悪感をもったことがありますか？
E：Eye-opener. 今までに，朝酒や迎え酒を飲んだことがありますか？

2 項目以上当てはまれば，アルコール依存症の可能性が高い

によって回復しない場合には，器質的疾患，うつ病，慢性疲労症候群など，重大な疾患が関与している可能性がある．

薬物歴を確認する

　薬物は，他科の医師や前医によって処方されたもの，市販薬，漢方薬・民間薬・健康補助食品についても使用を把握する必要がある．
　アルコールは摂取量を確認し，CAGE スクリーニングテストを行う（表4）．疑いがあれば違法薬物の使用についても尋ねる．

睡眠について尋ねる

　起床時に熟睡感が得られているかなど，睡眠の質と長さについて質問する．また，昼間の居眠り，夜間の不規則な呼吸，いびきが存在する場合は，睡眠時無呼吸症候群が疑われる．患者本人が自覚していないことも多いので周囲の人や家族に確認する．

随伴症状（倦怠感＋α）に注目する

　身体的疾患による全身倦怠感は特徴的な随伴症状を伴うことが多いため，随伴症状の有無を確認する．
　随伴症状が出現しにくい身体的疾患として，以下に注意する．
　1）膵がん：がんの倦怠感は，通常は進行がんで出現することが多いが，倦怠感が他の症状に先駆することがある．

2）心内膜炎，結核：発熱と倦怠感のみで局所症状に乏しいことがある．
3）膠原病：他の症状が出現する前に倦怠感が著明になることがある．
4）睡眠時無呼吸：夜間の呼吸停止，大きないびきなどが見逃されると倦怠感のみが前面に出て診断が困難なことがある．

 ## その他のコツ

加齢はそれ自体では，全身倦怠感の原因とはならない．高齢者の倦怠感は年齢のせいにせず治療可能な原因を探る必要がある．

Don't miss疾患はとくに外来診療では，全部検査して除外（否定）する必要はなく，頭の中に押さえとしてもっておけばよい．当てはまりそうと感じるか，気になれば検査をして除外しよう．

▶CASE

症　例	34歳，女性．
主　訴	「いつも疲れていてだるい」．
現病歴	疲労感と元気のなさがここ半年以上続いている．とくに夕方になると疲労感が強く，家事が嫌になる．いつも眠く，眠りたいが，子どもが夜泣きするので夜中に何回も起こされる．睡眠時間は毎晩4時間以下だと思う．食欲は普通であり，体重減少もない．月経は順調にあり最終月経は2週間前であった．発汗過多，暑がり，寒がり，下痢・便秘，振戦などなし．憂うつ気分はない．出産前は編み物が趣味だった．今もしたい気はあるが時間がとれない．
既往歴	とくになく服薬歴もない．
家族歴	特記すべき家族歴はない．
社会歴	幼い2児の母親で育児に追われている．夫は仕事が忙しく育児に協力は得られない．また，1年前に現在の居住地に転居したばかりなので援助を頼める友人，親戚もない．
嗜好歴	喫煙，飲酒はしない．
身体所見	バイタルは問題なく，全身状態は良好．特記すべき身体所見の異常は認めない． ⇒患者の訴える「だるさ」は，眠気が強く疲れやすいというニュアンスのようである． ⇒患者背景は，育児に追われ，明らかにオーバーワーク，睡眠不足である． ⇒抑うつ気分，興味の減退はなく，抑うつ傾向はなさそうである．

さらに検査でつめていこう

　病歴または身体診察で異常が認められない場合には，いたずらに検査を乱発しても診断，予後に寄与しない．数多くの検査を重ねるほど，偽陽性所見や軽微な異常が発見される可能性は高くなるが，これらの異常所見が診断に役立ったり臨床的なアウトカムに影響したりすることは少なく，逆に混乱をきたすことが多い．また，全身倦怠感の原因のうちでもっとも頻度が高い精神・心理的原因によるものは，検査所見上の異常を示さないのが普通である．

　レベル1の検査（身体疾患のうち，比較的頻度が高い感染症，甲状腺疾患，糖尿病，心肺疾患のスクリーニングのために行う検査）：CBC，生化学，CPK，Ca，赤沈，TSH，検尿，胸部X線，心電図，妊娠可能年代の女性には妊娠反応など．これらは，病歴から精神・心理的原因による可能性が高いと判断される場合でも，再保証の目的で施行してもよい．適切ながんのスクリーニング検査（乳がん検診，子宮がん検診，大腸がん検診，胃がん検診）は年齢的な適応や危険因子があれば考慮してもよいが，必ずしも初診時に全部施行する必要はない．

　レベル2の検査（やや頻度が低い膠原病，HIV，結核，副腎不全などの疾患に対する検査．病歴，身体所見，レベル1の検査の異常から存在が疑われる場合に追加する）：抗核抗体，HIV，ツ反，ACTH，コルチゾールなど．

▶ CASE

マネジメント　本症例の場合，オーバーワーク，睡眠不足による生理的疲労と考えてよさそうである．このまま精神的，器質的原因でないことを再保証してもよい．希望があれば，甲状腺異常，貧血，糖尿病のスクリーニングとして，CBC，生化学，TSH，検尿程度を行ってもよいだろう．解決には医学的というよりも社会的側面が強いが，利用可能な社会的サービスなどについて相談，助言するのがよいだろう．

まとめ

クリニカルパール

- 全身倦怠感の原因には，精神・心理的原因，生理的原因，薬物・アルコールが多く，器質的疾患の頻度は高くない．
- 妊娠が倦怠感の原因になることがある．
- 加齢はそれ自体では，倦怠感の原因とはならない．

▶ from Professional

高齢者の甲状腺疾患は見落としやすい

　甲状腺機能低下症はもともと特徴的な症候が少ないうえに，症候が徐々に出現するので気づきにくいものです．とくに高齢者では，元気がない，疲れやすい以外に症状がないことも多いです．

　さらに，高齢者では甲状腺機能亢進症の場合も，甲状腺ホルモン作用の過剰症状に乏しく頻脈が著明でない，無表情（apathy），皮膚乾燥・冷感などが前面に出る無表情性甲状腺機能亢進症（apathetic thyrotoxicosis）という病型を示すことがあります．病歴と身体所見から甲状腺疾患を鑑別診断として想起できないことがあるので，高齢者の倦怠感の訴えでは，TSHをスクリーニングとして測定するとよいでしょう．

文 献

1) 野口善令：第8章　頻度の高い症状：全身倦怠感．必修化対応　臨床研修マニュアル，畑尾正彦ほか（編），羊土社，東京，2003
2) 野口善令：全身倦怠感．看護のための最新医学講座第32巻：医療面接から診断へ，日野原重明ほか（編），中山書店，東京，2002

全身倦怠感の原因疾患の臨床像

▶ 抑うつ/うつ病
　倦怠感，不眠（途中覚醒，早朝覚醒），食欲不振，性交障害，便秘，口渇・多飲などの身体症状を訴えて内科を受診することが多い．意欲，活動性の低下が全身倦怠感と自覚される．

▶ 不安障害
　不安症状の出現は，発作性，特定の状況・対象・場所に関連する，不安と心配が持続的に存在する，ストレスとの関連があるなどさまざまであり，パニック障害，社会不安障害，強迫性障害，PTSD，全般性不安障害などに細分類される．動悸，呼吸困難など，複数の身体症状を呈する．いずれも緊張が持続し，精神的・身体的休養がとれないために倦怠感を合併しやすい．

▶ 身体化障害
　医学的に相互に関連のない多彩な身体症状を長期にわたって訴えるが，訴えに相応する身体的異常が認められないのが特徴である．倦怠感は身体化障害の身体症状でも頻度が高いものの1つである．厳密には身体表現性障害の下位分類にあたる疾患名である．

▶ 薬物・アルコール
　精神安定薬，睡眠薬，鎮静作用の強い抗うつ薬（amitriptyline，trazodoneなど），麻薬，感冒薬に含まれる抗ヒスタミン薬，アルコール過飲はしばしば全身倦怠感の原因となる．中枢神経に移行する降圧薬（reserpine，methyldopa，clonidine，propranololなど），筋弛緩薬，覚せい剤，危険ドラッグも原因になりうる．

▶ 睡眠時無呼吸症候群
　日中の過剰な眠気や倦怠感を訴えることが多い．いびきや睡眠中の無呼吸のエピソードを家族に指摘されることもある．ほとんどの患者に肥満がある．

▶ 慢性疲労症候群（chronic fatigue syndrome：CFS）
　慢性疲労症候群は，比較的まれな疾患である．原因不明の日常生活が阻害されるような著しい疲労感が6ヵ月以上持続することが特徴である．慢性疲労症候群と診断するためには，診断基準を満たす必要がある．疲労感が6ヵ月以上持続しているが，慢性疲労症候群の診断基準を満たさない場合は，特発性慢性疲労と呼ばれる．免疫異常，内分泌代謝異常，ウイルス感染症，精神疾患など，さまざまな病因が提唱されているが，原因不明である．同時に，気分障害（双極性障害，精神病性うつ病を除く），不安障害，身体表現性障害，線維筋痛症が併存することがある．

▶ 副腎不全
　倦怠感，食欲不振，体重減少，悪心・嘔吐，腹痛，発熱，筋肉・関節症状など，多彩で非特異的な症状を呈する．低血圧，低血糖，低Na血症，高K血症，好酸球増多などの所見が出現することもある．もっとも多い原因は，ステロイド使用による二次性副腎不全である．比較的まれであるが，見逃すと死に至るdon't miss疾患の代表である．

▶ 妊娠
　倦怠感は，悪心，食欲不振とともに妊娠初期に出現しやすい症状である．妊娠可能年代の女性が倦怠感を訴える場合，妊娠の可能性を忘れないようにする．

02 不眠

夜間に3度，目が覚めるんです

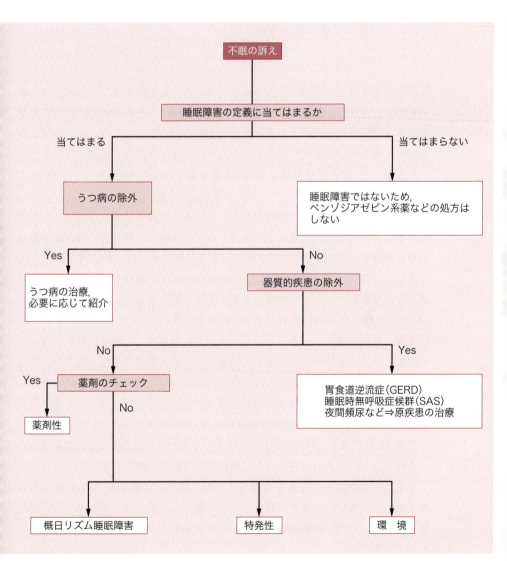

表 1 睡眠障害の定義

1. 夜間なかなか入眠できず，寝つくのに普段より 2 時間以上かかる入眠障害がある
2. いったん寝ついても夜中に目が覚めやすく，2 回以上目が覚める中間覚醒がある
3. 朝起きたときにぐっすり眠った感じの得られない熟眠障害がある
4. 朝，普段よりも 2 時間以上早く目が覚めてしまう早朝覚醒がある
5. 上記 1〜4 のうち，最低どれか 1 つが週 2 回以上みられ，かつ少なくとも 1 ヵ月以上は継続する
6. 不眠のため自らが苦痛を感じるか，社会生活または職業的機能が妨げられる

不眠症とは 5 と 6 を両方同時に満たす場合をいう

[参考：日本睡眠学会ホームページ]

　厚生労働省は 2014 年度から，外来診療で抗不安薬や睡眠薬などの向精神薬を 3 種類以上処方した場合，診療報酬を原則認めないことを決めた．抗不安薬や睡眠薬などの向精神薬による薬物依存や重篤な副作用が，大きな社会問題となりつつあることを踏まえての決定であろう．不眠・睡眠障害に関する書籍は多くあるが，どのように睡眠薬を使用するかを論じるものが多かった．本項では，「どのように使用しないか」にフォーカスしたいと思う．

　プライマリ・ケアの現場では当然のこと，多くの外来診療の現場で，いわゆる「不眠」の訴えには非常によく遭遇する．これは，加齢に伴い睡眠障害の有病率が増加し，プライマリ・ケア医を対象とした調査では，約 30％が睡眠に関することで悩み，またその半数に入眠困難があるとの報告もあり当然のことであろう．しかし，ベンゾジアゼピン系薬をはじめとするいわゆる「睡眠薬」を安易に処方することは，厳に慎まなければならない．

　まず，最初に考えるべきは，よくある患者の勘違いに医師も流されてはいないだろうか？　ということがある．外来において，患者の不眠の訴え方は直接的なものであることが多い．「夜眠れないから」や，「眠剤をください！」などである．この言葉をそのまま睡眠薬の処方に結び付けるのではなく，まず真に不眠であるかという観点で病歴聴取から始めるべきである．「8 時間寝られない」や「9 時に寝て，3 時には目が覚めてしまうから」や「夜に 2 度目が覚めてしまう」など，これらは往々にして睡眠障害ではないのである．

　ここで，睡眠障害の定義を確認していただきたい（表 1）．表 1 の定義を満たす訴えは少ない．つまり，患者が外来で訴える，多くの「眠れない」は睡眠障害ではないのだ．睡眠障害であるかどうかを確認するための問診のポイントを以下にあげる．

表2 不眠の原因疾患

1．精神・心理的 　うつ病，不安障害，ストレス，人格障害 2．器質的 　逆流性食道炎，睡眠時無呼吸症候群，慢性疼痛，慢性のかゆみ，むずむず脚症候群，夜間頻尿，夜間ミオクローヌス	3．薬剤性 　降圧薬，抗うつ薬，コルチコイド，抗Parkinson病薬，phenytoin, quinidine, theophylline，甲状腺ホルモン，コリンエステラーゼ阻害薬，インターフェロン 4．概日リズム睡眠障害 5．環境 6．特発性ほか

・何時に寝て，何時に起きるか？
・夜間目が覚めるか？
・朝起きたとき，体のだるさがあるか？
・昼間に倦怠感があるか？　眠気に襲われるか？

　これらの問診で，患者の不眠の訴えが本当に睡眠障害であるかを慎重に確認する．睡眠障害ではない訴えに睡眠薬を処方することは，当然不要である．「睡眠時間は人それぞれであり，日中の眠気・倦怠感で困らなければ十分」であることを患者にしっかり理解してもらうことが重要であり，画一的な「6時間以上眠らなければいけない」などの勘違いを修正する必要がある．

　上記の偽性不眠を除外したら，不眠の鑑別に入ろう．不眠の原因疾患は，①精神・心理的，②器質的，③薬剤性，④概日リズム睡眠障害，⑤環境，特発性ほか，のように分類される（表2）．

鑑別診断のリストをつくろう

Commonな疾患を押さえよう

1	睡眠障害ではない不眠の訴え	★★★
2	概日リズム睡眠障害	★★☆
3	うつ病	★☆☆
4	薬剤性	★☆☆

　頻度の高い原因として，概日リズム睡眠障害がある．概日リズム睡眠障害の原因は，若年者と高齢者で大きく異なる．

若年者の概日リズム睡眠障害は「交代勤務型睡眠障害」である．労働人口の20％以上が交代勤務に従事しており，一般人口の2～5％以上が交代勤務型睡眠障害と考えられている．深部体温リズムやメラトニン・コルチゾールなどのホルモンリズムと，睡眠リズムとのずれによって起こる．夜間に太陽光に匹敵する人工的高照度光を用い，日中は太陽光が目から入らぬように光環境を完全に昼夜逆転させることで日中の睡眠が安定することが知られているが，これを日常的に使用できる環境は少ない．深夜勤後の帰宅時に，サングラスなどで太陽光が目から入らないようにし，できる限り早い時刻に就寝するなどの対策がある．その他の対応は，夜間勤務中に仮眠をとると作業能率の低下が少ないこと，日中の睡眠ではカーテンなどでの遮光により睡眠内容が改善すること，三交代勤務の場合には，日勤，準夜勤，深夜勤の順のシフトが，生体リズムを同調させやすいことなどがある．また，通常の日勤を中心とする生活リズムを重視しつつ，夜勤後の休息を効果的にとることであるが，いずれも対症療法的である．

　高齢者の概日リズム睡眠障害の大多数は，患者の望ましい時間や介護者や家族の望んでいる時間に眠ることができないという問題である．多くの場合，生体リズムの過剰な前進による病態で，昼間に眠ってしまう結果，覚醒が夜間に生じる．概日リズムの障害だけでなく，認知症や感覚器機能の低下から昼夜を区別する時間的な手掛かりが弱ることも原因となる．施設入所中の患者や入院患者でよく経験するだろう．根本的な治療は困難なことが多い．日中に多くの刺激を与え，昼寝を防ぐことが大切である．

Don't miss 疾患を押さえよう

1. うつ病　▲▲▲
2. 不安障害　▲▲▲

　ここでは，何よりうつ病を想起することができるかが重要である．うつ病の二項目質問紙法を参考にし，不眠の原因がうつ病でないかを常に考える習慣が必要である．うつ病患者の約80％に睡眠障害が合併し，非常に頻度が高い．ただ，ここにおいても安易に睡眠薬を処方してはならない．うつ病の診断・治療に自信がもてないならば，不眠という症状だけに対応するのではなく，精神科・心療内科に速やかに紹介することが，責任ある対応である．同様に不安障害でも約80％に睡眠障害が出現する．これも紹介を躊躇しないことが大切である．

診断をつめていこう

不眠の原因となる器質的疾患を除外する

　表2にあげたようにさまざまな疾患が不眠の原因となる．それぞれの随伴症状について丁寧に問診を行う．逆流性食道炎やむずむず脚症候群など，一見不眠の原因になると想起しにくい疾患ではあるが，随伴症状に注目すれば診断はそれほど困難ではなく，鑑別にあげることができるかがカギになる．治療はもちろん睡眠薬ではなく，まずは原疾患の治療である．

　1）睡眠時無呼吸症候群（SAS）：夜間の呼吸停止・大きないびきなどを同居者から聴取できるかがポイントとなる．睡眠中の舌の沈下により気道が塞がれ，大きないびきをかき，呼吸が停止する．呼吸が停止すると血液中酸素濃度の低下により覚醒反応が起こる．治療は，減量，歯科装具による舌沈下防止，経鼻的持続気道陽圧法である．アルコールや睡眠薬は，筋弛緩作用や呼吸抑制作用があり，かえって無呼吸を促進し，睡眠障害を悪化させる．

　2）胃食道逆流症（GERD）：成人では，病歴の確認はそれほど困難ではない．その典型的な症状は，胸焼け，逆流感，食欲不振，もたれなどであり，不眠の原因ともなる．子供では，夜泣きの原因ともなる．

　3）むずむず脚症候群：有病率は2～5%といわれるが，多くの患者が見逃されている可能性がある．不快な感覚異常が下肢に起こり，安静時や夕方～夜間に悪化し，運動にて改善する．カフェイン・アルコール・過度の喫煙など嗜好品を避けることで，改善が見込める．ドパミン作動薬，gabapentin，フェリチン低値では鉄剤が治療薬となる．

睡眠環境を改善する

　不適切な睡眠環境や生活習慣を原因とする不眠も多く経験する．このことが単独で不眠の原因となっていることもあるが，その他の要因と合併し不眠をより悪化させていることもある．表3を参考に環境の改善をしてほしい．

表3 睡眠環境の改善策

- 昼食以降にカフェインを摂取しない
- 睡眠以外にベッドを使用しない，また眠気が出現してからベッドへ移動する
- 適切な室温を保つ
- 適度な運動習慣をもつ
- テレビを消す，電気を消す
- 毎日同じ時間に起床する
- 昼間に仮眠をとらない

 薬物歴を確認する

　薬物は，他科の医師や前医，歯科によって処方されたものについて確認する．表2にあげた薬物だけでなく，市販薬・漢方薬・民間薬・健康補助食品も原因となるので丁寧に問診を行う必要がある．

▶CASE

症　　例	75歳，男性．
主　　訴	「夜間3度目が覚める」．
現 病 歴	高血圧，前立腺肥大で定期通院している．ここ最近下肢の浮腫を認め，処方が変更になった．夕食で日本酒を飲み，夜10時ごろ就寝し，朝5時ごろ起床する．入眠は問題ないが，夜間に尿意で3度ほど目が覚めるとのこと．
既 往 歴	高血圧，前立腺肥大．
内　　服	trichlormethiazide 2錠，朝夕，amlodipine 1錠，朝，tamsulosin 1錠，朝．
嗜 好 歴	喫煙：20本×40年，アルコール：日本酒3合．
身体所見	バイタルサインは良好，下腿前面に圧痕を残す浮腫を認める．

さらに検査でつめていこう

　睡眠ポリグラフ検査は，睡眠中の脳波・呼吸・眼球運動・身体の動きなどを計測し，睡眠の質を測るものである．しかし，慢性の睡眠障害でこれをルーチンで行う必要はない．基本的には問診・病歴でつめていくものである．睡眠時無呼吸症候群など器質的疾患を診断するためなどに限定して行われるべきである．

▶CASE

マネジメント　夜間頻尿の原因は多くあり，前立腺肥大などの治療を適切に行うことで不眠の改善を期待できるが，心不全治療や高血圧の治療で使用される利尿薬により医原性に引き起こされていることもある．その際は内服時間を変更したり，減量したりするなど，工夫が必要である．本症例では，すでに前立腺肥大の治療を行っているが，夜間頻尿を認めており，利尿薬の内服時間の調整を考えるべきである．また，アルコールも頻尿を引き起こすため，飲み方の相談をすべきである．

▶from Professional

Choosing Wisely〜不要な睡眠薬を減らそう〜

　米国で2011年からChoosing Wisely「賢く選ぼう」というキャンペーンが始まっています．これは，無駄だと考えられている医療をリスト化して，削減していこうというものであり，睡眠障害の領域においても，Choosing Wiselyは米国睡眠学会より提唱されています．その中では，成人の慢性不眠症に対しては睡眠薬使用を中心とした治療は避けるべきで，代わりに認知行動療法をすすめ，必要なら補助療法を検討する，とあります．

　しかし，一般外来を行っていると，非常に多くの「不眠」の訴えに遭遇し，また，睡眠薬を患者から求められることを，非常に多く経験します．実際，依存性の強い睡眠薬を一度開始してしまうと簡単にはやめられません．自分が開始しなくても，前医から継続されていたりと，引き継ぎを受けた際にはすでに処方されていることもあり，ここに介入し睡眠薬を減らし，中止していくことには，かなり難渋します．不要な睡眠薬を社会全体で減らすためには，一人一人の医師が「睡眠障害」を理解し，真に睡眠薬の適応がある患者以外には処方しない，推奨されない医療をしないと行動していく必要があるのです．

まとめ

クリニカルパール

- 不眠でないものまで不眠としてしまう医師，患者双方の勘違いがあり，まず，診断が正しいかを重視すべきである．
- 不眠の原因は多岐にわたり，治療はそれぞれ異なる．
- 安易な睡眠薬の処方は依存やさまざまな副作用の原因となり，医師一人一人が注意すべき課題である．

不眠の原因疾患の臨床像

▶ 概日リズム睡眠障害

シフト勤務により若年者の不眠の原因となっている．根本治療はないが，シフトの組み方・睡眠をとるタイミングである程度対応が可能である．一方，高齢者の概日リズム睡眠障害は，生体リズムの過剰な前進による病態で，昼間に眠ってしまう結果，覚醒が夜間に生じる．

▶ うつ病，不安障害

両疾患とも80％不眠が合併し，非常に頻度が高い．これも，治療に自信がなければ，速やかに紹介すべきである．常に，不眠の原因がうつ病・不安障害でないかを考える習慣が必要である．

▶ 薬物・カフェイン

代表的な薬剤以外にも多くの薬剤が原因となる．漢方薬，市販薬，覚せい剤，危険ドラッグも原因になりうる．そのため，それぞれの内服やOTCが原因となっていないか検討する必要がある．

▶ 睡眠時無呼吸症候群

日中の過剰な眠気や倦怠感を訴えることが多い．いびきや睡眠中の無呼吸を家族から聴取することが大切である．確定診断のため，睡眠ポリグラフ検査を行い，CPAP（continuous positive airway pressure）による治療を開始する．

▶ むずむず脚症候群

実数より過小評価されている．医師の側から典型症状を聴取することで，診断に近づくことができる．症状はとくに夜間に悪化しやすく，そのため患者は不眠となりやすい．

文献

1) 独立行政法人国立精神・神経医療研究センター（精神保健研究所・精神生理研究部）．
    <http://labo.sleepmed.jp/index.html>

03 体重減少

体重が減って，食欲もありません・・・

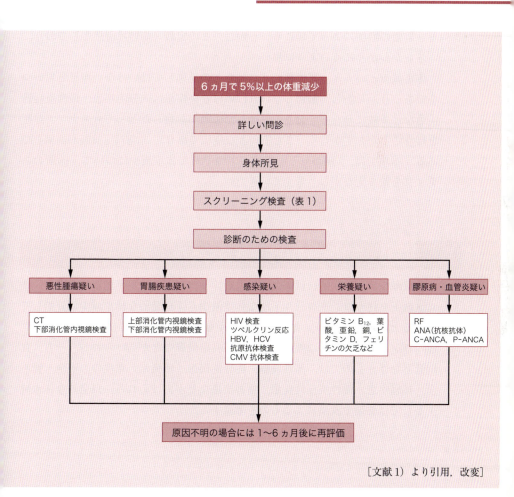

［文献1）より引用，改変］

患者が体重減少を主訴に来院すると，非常に「嫌な」イメージがある．何か病気が隠れているかもしれないからいろいろ調べなければいけないが，忙しい外来でどのようにどこまで検査する必要があるのか，不安に感じることが多いのではないだろうか．

　そもそも体重減少とは「○kg減少した」と重量で定義されるものではなく，「6ヵ月で5％以上の体重の減少」を指し，エネルギー供給の低下またはエネルギー需要の増加によって起こる．しかし，この定義・病態は漠然としており，いささかわかりにくいように思う．

　体重減少というと，悪性腫瘍，結核などの見逃してはいけない疾患を思いつくであろう．しかし，鑑別しなければいけない疾患は内分泌疾患，慢性炎症性疾患など多岐にわたっており，熟練した医師が診察したとしてもスナップ診断を行うことがむずかしく（また不向きな症状であり），非常に「診断が面倒」である．本項では，「嫌われる」徴候の1つである体重減少について，診断のステップを踏まえながら，考えていきたい．

鑑別診断のリストをつくろう

　体重減少は，臨床的には①食欲増進を伴うコントロール不能な体重減少，②食欲低下を伴うコントロール不能な体重減少，③自発的な体重減少に分類して考えるとわかりやすい．食欲増加を伴うものの代表としては甲状腺機能亢進症，コントロール不良な糖尿病，吸収不良症候群などがあげられる．一方，食欲低下を伴うものでは，悪性腫瘍，内分泌疾患，感染症，重度の心不全・腎不全，神経疾患，慢性炎症性疾患，精神疾患などがあげられる．自発的な体重減少としては薬剤や食事によるものを考慮する．

Commonな疾患を押さえよう

＜高齢者の場合＞
1. 消化器系疾患 ★★★
2. うつ病などの精神疾患 ★★★
3. 悪性腫瘍 ★★☆

＜若年者の場合＞
1. 摂食障害 ★★★
2. 甲状腺機能亢進症 ★★☆
3. 糖尿病 ★☆☆

　Commonな疾患を押さえておくことで，不必要な検査を減らし，効率よく診断に到達できる可能性がある．体重減少という徴候は，年齢によって頻度がまったく異なることから，高齢者に多い疾患と若年者に多い疾患に分けて考えるとよい．

　高齢者では消化器系の疾患，うつ病などの精神疾患，悪性腫瘍が多く，若年者では摂食障害を伴う精神疾患，甲状腺機能亢進症，糖尿病が多い．随伴症状が出にくいケースも少なくないが，他に認められる症状も合わせ，問診・診察を進めていく必要がある．

Don't miss 疾患を押さえよう

1. 悪性腫瘍 ▲▲▲
2. 巨細胞性動脈炎 ▲▲▲
3. 副腎不全 ▲▲▲
4. コントロール不良の糖尿病 ▲▲▲
5. HIVや結核などの感染症 ▲▲▲

　体重減少は見逃すと障害を残したり，命に関わる疾患が多く，また，その頻度が少なくないことから，下記にあげるような疾患について一つ一つ除外していくことが重要である．

　たとえば，悪性腫瘍，巨細胞性動脈炎，副腎不全，コントロール不良の糖尿病，HIVや結核などの感染症などがその代表である．

診断をつめていこう

緊急対応を要する疾患をチェックする

　General appearance およびバイタルサインを確認し，緊急で加療する状態ではないかを確認する．緊急で治療が必要になるケースとしては，糖尿病のコントロール不良に伴う糖尿病性ケトアシドーシスや甲状腺機能亢進症がクリーゼに陥った場合，副腎不全，うつ病に伴う希死念慮などがあげられる．

体重減少の詳細について聴取する

　体重減少の期間や過去の体重変化を含めた体重の推移について，極力客観的な指標（ベルトの穴や服のサイズ，健診での数値の変化，家族からの情報など）を用いて聴取する．また，体重減少が進行性かも重要な情報となる．とくに，体重が安定している人が突然の体重減少をきたした場合には，詳細な精査が必要となる．また，体重減少の原因を考えるため，体重減少の意図，食欲の変化，カロリー摂取量，身体活動度，精神的なストレス，場合によってはボディイメージ（自身の身体に対するイメージ）についても聴取が必要である．

問診・ROS・身体所見を徹底的にとる

　体重減少を客観的な指標で評価した後は多岐に及ぶ体重減少の鑑別を，随伴症状を含めた問診および review of systems（ROS），さらには全身の診察によって進めていくことが重要である．この過程を経ずに鑑別を考えた場合，検査による偽陽性などにより診断に難渋することがある．

患者背景をチェックする

　年齢および患者背景は，体重減少患者の鑑別を考えるうえで非常に重要となる．たとえば，高齢者では歯の状態（dentition），味覚障害（dysgeusia），嚥下障害（dysphagia），下痢（diarrhea），うつ状態（depression），認知機能（dementia)，疾患（disease），機能不全（dysfunction），薬剤（drugs）の9つのDについての聴取が患者の把握に役立つ．また，疾患特異性としての観点も重要である．糖尿病患者では非糖尿病患者と比較して，男性では肝がん2.42倍，腎臓がん1.92倍，膵がん1.85倍，女性では卵巣がん2.42倍，肝がん1.94倍，膵がん1.32倍と上昇することが知られている．また，心疾患や呼吸器疾患，腎疾患の有無とその程度，アルコール飲酒などの背景も診断に有用となる．

鑑別として結核やHIVもあげられるため，治療歴を含めた結核の既往歴・家族歴，性交渉歴（避妊の有無も含め）も聴取が必要である．また，仕事環境や家庭環境などの社会的な環境についても，現在の精神状態やストレスの程度をつかむのに重要となる．

▶ 薬物歴をチェックする

薬剤について聴取することも重要である．1つは薬剤による副作用としての体重減少である．たとえば，抗コリン薬，抗うつ薬，digoxin，metformin，抗甲状腺薬などは本症状をきたす重要な薬剤である．また，抗コリン薬や抗甲状腺薬では薬剤の量の変更が体重減少につながることがある．

もう1つは民間薬・漢方薬をはじめとするいわゆる「やせ薬」の内服である．こちらから積極的に聴取しないと得られない情報である．

▶ 随伴症状に注目する

体重減少だけでは，鑑別疾患は多数存在するため，随伴症状が鑑別を絞るのに非常に役に立つ．
- 糖尿病・内分泌疾患（甲状腺機能亢進症・副甲状腺機能亢進症，副腎不全）：食欲，動悸，便秘，多尿，口渇，全身倦怠感，脱力など．
- 胃腸疾患：腹痛，便の性状（下痢や脂肪便など），血便の有無，腹満感など．
- 悪性腫瘍：呼吸困難感，咳，血痰，腹痛，背部痛，便秘，血便など．
- 感染症：発熱（悪寒・戦慄），乾性咳嗽，寝汗の有無，感染症への曝露の機会など．
- 膠原病・血管炎：発熱，関節腫脹，関節痛，皮疹，腹痛，しびれ，頭痛など．

▶ CASE

症　例	60歳代, 男性.
主　訴	体重減少.
現病歴	10年来の2型糖尿病にてインスリン治療を受けていた. 半年前まではHbA1c 6.5%（NGSP）にてコントロールされていたが, 徐々に血糖の上昇, および半年で6 kg（もともと体重70 kgの患者であり5%以上）の体重減少を認めていた. 夏の暑さも伴ってか, 食欲は減退傾向という.
既往歴	高血圧, 脂質異常症.
家族歴	高血圧, 2型糖尿病.
社会歴	前年, 定年を迎え, 自宅で妻と2人暮らし. 退職後, 何をしていいのかよくわからないと図書館に通う毎日である.
嗜好歴	アルコールは1日2合程度, 日本酒を嗜む. 喫煙歴はなし.
身体所見	軽度の貧血所見を認めるが, その他特記すべき異常所見は認めない.

⇒2型糖尿病という背景をもつ患者における体重減少の症例である. 60歳代で定年を迎え, 生活リズムが変わる状況, 食生活の乱れに伴う血糖の悪化など, 体重減少をきたす複数の因子が絡んでいる患者である.

さらに検査でつめていこう

　問診および身体所見からある疾患が疑われる場合には, 診断を確定するための検査が行われるべきである. もし, 問診や身体所見から原因がはっきりしない場合には, 分画を含めた血算, 電解質・血糖・Ca・腎肝機能・TSH・HbA1c・尿検査・便潜血・赤沈・CRPの測定, 胸部X線検査を行うとよい. ツベルク リ

表1　スクリーニング検査の例

血液検査
　・末梢血（分画を含む）
　・TP, Alb
　・T-bil, AST, ALT, ALP, LDH
　・電解質（Ca, IPを含む）, BUN, Cr
　・HbA1c, TSH
　・赤沈, CRP
尿検査
便検査
胸部X線

ン反応やQFT検査（T-SPOTなど）も，結核が疑われる場合には積極的に施行する．

はじめからCTを撮影することは推奨されないが，問診・身体所見から疑われる場合には撮影してもよいと考える．それ以上の検査については上記の検査結果が判明した後に行うべきであろう（表1）．

原因不明の体重減少の評価で72～95％の原因を突き止めることができる．

悪性腫瘍を疑う因子としてはALPやLDHの上昇，低Alb，白血球上昇，高齢などがあげられる．腹部超音波検査や胸部X線の感度は45％と18％であり低い．悪性腫瘍を有さない患者でもこのような検査は陽性となることがあり，総合的な診断が必須となる．

▶ CASE

マネジメント　本症例では安定していた2型糖尿病患者の血糖が急激に増悪し，体重減少をきたした症例である．社会歴などでも特記すべき所見はなく，治療に真面目に取り組んでいた．高血糖による体重減少としてインスリン量を増やすだけでなく，糖尿病という背景から身体所見上は特記すべき所見は認めなかったが，悪性腫瘍の精査が必要と判断した．スクリーニング検査でもAlb低下，LDHの上昇，WBCの軽度上昇を認め，悪性腫瘍検索のため，腹部造影CT検査を施行した．膵頭部に2cm大の腫瘤が発見され，膵がんであることが判明した．消化器外科に紹介のうえ，膵頭十二指腸切除術が施行された．

❓ 診断に至らなかったら・・・

最初の検査で異常がみつからなければ，1～6ヵ月後に再度精査を繰り返すことがすすめられる．

その際には食事歴，精神的・社会的な原因，薬剤，偶然発見される悪性腫瘍の出現などに留意し，慎重に経過をみる．

▶ **from Professional**

体重減少はむずかしい！

　体重減少は本当にむずかしいものです．どんなに慣れてきたとしてもスナップ診断に向かない徴候ですし，スクリーニング検査をしても原因に自信がもてないといつまでも悶々とした気分でいることが少なくありません．体重減少を呈する重篤な疾患を見逃さないためには，問診だけでなく必ず十分なスクリーニング検査を行うこと，これがもっとも大切だと筆者は考えています．

　体重減少を起こす糖尿病や精神疾患の患者に何度となく「だまされ」かけたことがあります．血糖コントロールの悪い糖尿病患者が発する「秋で果物が美味しくて，つい食べてしまって…」とか，精神疾患の患者で家族が一緒に来院し，「うちの夫は本当にだらしなくて，最近否定的な発言ばっかりしてね．薬を増やさないといけないと思うんです」という言葉．このような発言に傾聴して，つい診断が遅れることがないようにわれわれは常にアンテナを張っておかなければならないのです．

まとめ

　体重減少をきたす疾患は多岐にわたるため，十分な問診と診察により鑑別疾患をあげた後に検査を行う必要がある．スクリーニング検査により，治療を必要とする疾患の診断が明らかになることが多い．見逃してはいけない疾患の代表である結核・悪性腫瘍などについては常に留意が必要である．また，糖尿病患者や精神疾患をもつ患者では，原疾患が原因と考えがちで診断が遅れることが少なくない．

クリニカルパール

- 必ず，○ヵ月で○kgの体重減少なのかを聞き出す！
- 民間薬・漢方薬の内服歴を聞き逃すな！
- 糖尿病患者や精神疾患の患者の体重減少は，原疾患が原因と即断してはならない．必ずスクリーニング検査を！

体重減少の原因疾患の臨床像

▶ 甲状腺機能亢進症
頻脈や眼球突出といった所見を認めた場合には本疾患を疑う．甲状腺機能亢進症では多くの患者は過食をきたすが，代謝の亢進・吸収不良によって体重減少をきたし，高齢者では体重減少が加速することで，食欲不振をきたし，悪循環となる．抗甲状腺薬による治療により速やかに改善する．

▶ 糖尿病
口渇・多飲・多尿を伴う場合にはコントロール不良の糖尿病を疑う．高血糖による浸透圧利尿による細胞内液の欠乏が原因で体重減少をきたす．また，糖尿病では，神経障害による腸管の吸収の低下・腸管の運動性低下やうつ症状などの合併症が体重減少をきたす一因となることがある．

▶ 炎症性腸疾患（とくに Crohn 病），セリアック病などの胃腸疾患
非自発的な体重減少の 10〜20％が良性の胃腸疾患によって生じる．腹痛・下痢・血便を伴う場合には，これらの疾患を疑って精査が必要となる．

▶ 悪性腫瘍
体重減少はがんと診断される患者の 50％に認める症状である．食欲の低下だけでなく，がん性悪液質による筋肉の減少，サイトカインなどの放出，悪性腫瘍による閉塞，高 Ca 血症，化学療法・放射線療法などの治療関連など，複合的な因子により体重減少をきたす．体重減少を認めやすい悪性腫瘍としては，消化器系悪性腫瘍・肺がん・膵がんがあげられる．悪性腫瘍の原因を精査しても不明な場合には，悪性腫瘍の可能性は非常にまれであり，スクリーニング検査が重要となる．

▶ 結核・HIV・C 型肝炎などの慢性感染症
感染による体重減少の代表的なものとしては結核・HIV・C 型肝炎があげられる．結核の代表的な随伴症状としては微熱を伴う乾性咳嗽，寝汗である．患者に既往がある場合，家族内の発症など感染者との接触があった場合には，積極的にツベルクリン反応・QFT（または T-SPOT）検査を考慮する．また，C 型肝炎では嘔気，食欲不振，脱力の症状とともに体重減少をきたす．HIV の患者ではエネルギー消費量は変わらないが，二次的な感染，消化器疾患などによりエネルギーバランスが崩れることにより体重減少が起こる．いずれの場合にも疑った場合には抗体検査を行う．

▶ 重度の心不全・呼吸不全・腎不全
心不全の分類，NYHA 分類のうち，Class Ⅲ，Ⅳの約半数が低栄養の診断を満たし，食欲不振，早期の腹満感，うつ症状，腸や肝臓のうっ血，サイトカインや ACE-2 の増加などにより体重減少をきたすといわれている．また，慢性呼吸不全患者の 30〜70％も，呼吸筋や全身性の炎症により体重減少をきたす．さらに eGFR が 15 mL/分以下の慢性腎不全患者についても，食欲不振や尿毒症により体重減少をきたす．

体重減少の原因疾患の臨床像

▶ 神経疾患
脳梗塞，認知症，Parkinson病，筋萎縮性側索硬化症（ALS）などの神経疾患の患者では食欲不振，認知機能低下，運動機能の低下，嚥下障害により体重減少をきたす．

▶ 精神疾患
高齢者のうち，通常の社会生活を送っている10～44％，施設入居中の31～58％が精神疾患を合併しているといわれており，体重減少の原因の1つとなる．また，ストレスの多い現代社会では年齢を問わず，精神疾患の鑑別も重要である．

▶ 薬剤
民間療法，漢方薬などの内服によって，重度の体重減少をきたすだけでなく，薬剤の副作用として起こることがある．たとえば，抗コリン薬，抗うつ薬，levodopa，digoxin，metformin，GLP-1製剤，抗甲状腺薬がその代表である．また長期に使用している抗コリン薬を減量したり，中止したりすることで悪液質が起こり，著明な体重減少をきたすこともある．

▶ 自発的な体重減少
過度なダイエット，過度な運動，強制的に行う嘔吐，漢方薬などの薬剤，神経性無食欲症などの自発的に体重減少をきたす行動により起こる．

文献

1) Bouras EP, et al：Rational approach to patients with unintentional weight loss. Mayo Clin Proc **76**（9）：923-929, 2001
2) Evans AT, Gupta R：Approach to the patient with weight loss. up to date, 2013
3) 溝岡雅文：体重減少・体重増加．レジデントノート **13**（2）：251-259，2011

04 浮腫

左足全体が痛み，赤く腫れています

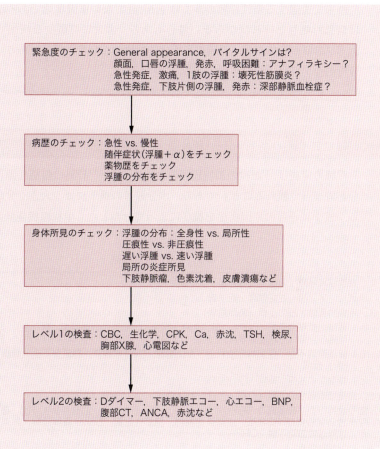

緊急度のチェック：General appearance，バイタルサインは？
　　　　　　　　　顔面，口唇の浮腫，発赤，呼吸困難：アナフィラキシー？
　　　　　　　　　急性発症，激痛，1肢の浮腫：壊死性筋膜炎？
　　　　　　　　　急性発症，下肢片側の浮腫，発赤：深部静脈血栓症？

病歴のチェック：急性 vs. 慢性
　　　　　　　　随伴症状（浮腫＋α）をチェック
　　　　　　　　薬物歴をチェック
　　　　　　　　浮腫の分布をチェック

身体所見のチェック：浮腫の分布：全身性 vs. 局所性
　　　　　　　　　　圧痕性 vs. 非圧痕性
　　　　　　　　　　遅い浮腫 vs. 速い浮腫
　　　　　　　　　　局所の炎症所見
　　　　　　　　　　下肢静脈瘤，色素沈着，皮膚潰瘍など

レベル1の検査：CBC，生化学，CPK，Ca，赤沈，TSH，検尿，
　　　　　　　　胸部X腺，心電図など

レベル2の検査：Dダイマー，下肢静脈エコー，心エコー，BNP，
　　　　　　　　腹部CT，ANCA，赤沈など

浮腫（むくみ，腫れ）について

　浮腫は目にみえる症候であり，患者も気にするためか外来でも多い主訴である．「むくみ」は水分貯留，「腫れ」は炎症を含んだニュアンスで用いられることが多いが，患者によっては混同されることがある．また，臨床的に両者を区別するのは容易でないことがある．

　外来で遭遇する慢性浮腫の多くは critical でない原因疾患であるが，なかには緊急対処しなければならない場合もある．非常に特徴的な病像であればスナップ診断が可能だが，浮腫の多くは非特異的な症状，所見であり，診断には分析的なアプローチが必要になる．

 ### 鑑別診断のリストをつくろう

　浮腫の定義は，「組織の細胞周囲の血管外・リンパ管外の組織間隙に過剰な水分が貯まって腫れること」である．水分貯留の機序には，大きく分けて5つある．表1 に浮腫の原因疾患を機序によって分類した．甲状腺機能低下症では，

表1　浮腫の原因疾患

1．血漿膠質浸透圧の低下（低アルブミン血症）
　肝硬変，ネフローゼ症候群，低栄養
2．毛細血管静水圧の上昇（循環動態）
　a）循環血漿量の増加：心不全，肺高血圧，腎疾患（急性糸球体腎炎，腎不全），妊娠/子癇，月経前浮腫（月経前症候群），薬物（NSAIDs，ステロイド，エストロゲン，甘草），貧血
　b）静脈還流不全：深部静脈血栓症，IVC閉塞，SVC症候群，静脈弁不全（静脈うっ滞性浮腫），麻痺
　c）細動脈の拡張：薬物（Ca拮抗薬）
3．血管壁透過性の上昇（炎症・アレルギー）
　血栓性静脈炎，蜂窩織炎/壊死性筋膜炎，アナフィラキシー，血管運動性浮腫，蕁麻疹，リウマチ性多発筋痛症/RS3PE，血管炎症候群，結節性紅斑，Baker囊腫破裂，熱傷，外傷，骨折，好酸球性血管浮腫，CRPS
4．リンパ管閉塞
　リンパ浮腫（リンパ節郭清手術後，がんによるリンパ管閉塞）
5．間質膠質浸透圧増加
　粘液水腫（甲状腺機能低下症）
6．その他
　特発性浮腫，肥満，脂肪浮腫，就下性浮腫，原因不明（一過性，持続性）

組織に沈着した糖蛋白に水分が結合した状態で貯留する．Ca 拮抗薬は細動脈に強い拡張を起こすが，細静脈は拡張しないために毛細血管圧が上昇して浮腫が生じる．

ただし，実際にはこのとおりにすっきり分類できないことがある．たとえば，深部静脈血栓症では，静脈還流不全による毛細血管の静水圧の上昇と血栓形成による二次性炎症の両方の機序が働いている．

Common な疾患を押さえよう

1. 静脈弁不全　　★★★
2. 月経前症候群　★★☆
3. 薬物　　　　　★★☆
4. リンパ浮腫　　★★☆
5. 心不全　　　　★☆☆
6. 特発性浮腫　　★☆☆
7. 妊娠　　　　　★☆☆

静脈弁不全による静脈うっ滞性浮腫は，知名度は低いが非常に多い．心不全による浮腫が 1% 程度であるのに対し，静脈弁不全による浮腫は 30% を占めるという報告がある．

月経前浮腫，特発性浮腫など非病的な浮腫は女性に多く，乳がんの術後患者ではリンパ浮腫が多い．薬物による浮腫も頻度が高い．さらに，いろいろ調べても重大な疾患もなく，かつ原因がわからない浮腫もかなり多い印象を受ける．原因不明の浮腫には，一過性で軽快してしまうものと長期間持続するものがある．

Don't miss 疾患を押さえよう

1. 深部静脈血栓症　⚠⚠⚠
2. 蜂窩織炎/壊死性筋膜炎　⚠⚠⚠
3. アナフィラキシー　⚠⚠⚠
4. 心不全　⚠⚠⚠
5. 薬物　⚠⚠⚠
6. リウマチ性多発筋痛症/RS3PE　⚠⚠⚠
7. 血管炎症候群　⚠⚠⚠
8. 粘液浮腫（甲状腺機能低下症）　⚠⚠⚠
9. 肝不全，ネフローゼ症候群（低アルブミン血症）　⚠⚠⚠
10. 腎疾患　⚠⚠⚠
11. 複合性局所疼痛症候群（CRPS）　⚠⚠⚠

見逃してはいけない疾患の代表としては，低アルブミン血症（肝疾患，ネフローゼ症候群），心疾患が教科書的に有名である．その他に炎症の要素のある浮腫（腫れ）では，深部静脈血栓症，蜂窩織炎/壊死性筋膜炎は必ず念頭に置こう．さらに，アレルギー疾患，膠原病，CRPSの浮腫は，頻度は高くないが想起しておきたい．

診断をつめていこう

 ### 緊急対応を要する疾患をチェックする

アナフィラキシーで顔面，口唇の浮腫が初発症状になることがあるが，早い経過で特徴的な病像へ発展するので鑑別に迷うことは少ないだろう．

急性の激痛を伴う1肢の浮腫では，壊死性筋膜炎の可能性を疑う．呼吸困難や胸痛，局所の痛み・発赤，全身状態のわるさ（会話ができない，30回/分以上の頻呼吸，パルスオキシメータでSpO_2 90以下など）を伴う片足の浮腫では，深部静脈血栓症＋肺塞栓を疑う．

心不全増悪の最初の徴候が体重増加と下肢浮腫のことがあるので，見逃さないようにする．

急性 vs. 慢性

急性発症の浮腫は深部静脈血栓症を強く疑う．

随伴症状（浮腫＋α）をチェックする

咳，労作時息切れ，夜間発作性呼吸困難などがあれば心不全，腹水や肝硬変の徴候があれば肝疾患の可能性が高くなる．

慢性閉塞性肺疾患（COPD）の徴候を合併していれば肺高血圧（肺性心）が疑われるが，その場合浮腫はCOPDの長期の罹病期間後に出現してくることが多い．これに対し，睡眠時無呼吸症候群では診断に先立って下肢浮腫が出現することがある．

痛み，発赤，皮疹，かゆみ，発熱など浮腫以外に随伴症状があれば，炎症やアレルギー疾患による機序が疑われる．

薬物歴・既往歴をチェックする

NSAIDs，ステロイド，Ca拮抗薬は，浮腫の副作用の頻度が高い．漢方薬・民間薬，サプリメントに含まれる甘草も浮腫の原因となるので詳しく聴取する．

心，肝，腎疾患，甲状腺疾患，悪性腫瘍（手術歴，放射線治療歴）の既往と現在までの治療を確認する．

浮腫の分布：全身性 vs. 限局性

限局性の浮腫は通常，静脈還流不全，炎症による血管壁透過性の上昇，リンパ浮腫など局所性の原因を示唆する．静脈弁不全，蜂窩織炎，深部静脈血栓症が代表である．

全身性浮腫は，低アルブミン血症，循環血漿量増加，粘液水腫などでみられる．両側下肢浮腫は全身性浮腫の部分症状のことがある．

急性発症の下肢片側性浮腫は，深部静脈血栓症を疑う．慢性の下肢片側性浮腫は静脈弁不全が多い．

表2　浮腫（むくみ，腫れ）の red flag sign

- 急性発症
- 年齢 45 歳以上
- 心，肝，腎疾患の疑い
- 悪性疾患の既往（手術，放射線治療）
- 睡眠時無呼吸症候群の疑い
- 薬物服用
- 局所の炎症所見（とくに痛みを伴う）

浮腫の身体所見

1）圧痕性（pitting）vs. 非圧痕性（nonpitting）：浮腫のある部位を指で圧迫し，指を離したあともくぼみ（圧痕）が残るのが圧痕性浮腫で，心不全，低アルブミン血症（肝硬変，ネフローゼ症候群など），アレルギー，リンパ性浮腫初期など，多くの浮腫は，圧痕性である．

非圧痕性浮腫は甲状腺機能低下症，リンパ性浮腫慢性期，蜂窩織炎，脂肪浮腫でみられる．

2）遅い浮腫（slow edema）vs. 速い浮腫（fast edema）：圧痕性浮腫は，圧痕がなくなるまでの時間で遅い浮腫（40秒以上）と速い浮腫（40秒未満）に分類される．遅い浮腫では低アルブミン血症以外の原因を考えるが，低アルブミン血症でも慢性化すると遅い浮腫になることがある．

局所の所見

1）炎症所見：浮腫の部位に，発赤，熱感，圧痛などの炎症所見があれば血栓，感染，膠原病などを考える．紫斑（とくに触診で触知可能）では血管炎，紅斑と皮下結節があれば結節性紅斑の可能性を考える．

2）下肢静脈瘤，色素沈着，皮膚潰瘍：静脈瘤には，伏在静脈瘤，側枝静脈瘤，網目状静脈瘤，クモの巣状静脈瘤などの異なるパターンがあるが，浮腫のある側の下肢に認められれば原因は静脈弁不全による可能性が高い．長期化すると色素沈着，皮膚潰瘍を形成することがある．

Red flag sign（表2）があれば don't miss 疾患に注意しよう．

▶ CASE

症　　例	23歳，女性．
主　　訴	左下肢腫脹．
現 病 歴	約2ヵ月前，とくに誘因なく左下腿の腫脹，疼痛が出現した．湿布やマッサージで痛みは軽快したが，むくみは持続していた． 約1ヵ月前，長距離を歩いた後から左下腿の痛みが再出現した．近医で尿検査を施行したところ異常を指摘されず，むくみの原因は不明といわれた．1日前から，むくみが大腿部にまで伸展し痛みが悪化したため，当科を受診した．呼吸困難，胸痛なし．
既 往 歴	続発性無月経に対しピルを内服中．
社 会 歴	喫煙，飲酒はしない．
身体所見	BP 110/72 mmHg, PR 90/分, RR 15/分, BT 36.8℃, SpO_2 96％ (RA)． 全身状態は良好．身長 169 cm，体重 75 kg．左大腿～下腿に腫脹あり．圧痕性，slow edema．発赤，熱感あり．圧痛なし（図1）． その他に特記すべき身体所見の異常は認めない．

⇒痛みを伴う左下肢全体の発赤と腫脹がある．典型的な病像を知っていればスナップ診断が可能である．
⇒薬物歴にピル使用があり，血栓症のリスクである．
⇒急性発症ではないが，片側性の下肢全体の浮腫で，局所の炎症所見を伴う（図1）．
⇒本例では，深部静脈血栓症が強く疑われる．

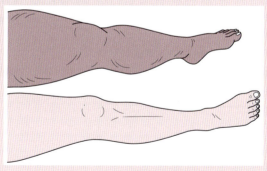

図1　痛みを伴う左下肢全体の発赤と浮腫

さらに検査でつめていこう

レベル1の検査：Don't miss 疾患の中でも，比較的頻度の高い低アルブミン血症（肝疾患，ネフローゼ症候群），心不全，甲状腺機能低下症の評価のため，CBC，電解質，Cr，血糖，アルブミン，検尿，心電図，胸部X線，TSHを施行する．

レベル2の検査：病歴，身体所見から疑わしい場合，気になる don't miss 疾患を除外したい場合に適宜組み合わせて追加する．
- 深部静脈血栓症：Dダイマー，下肢静脈エコー．
- 心不全：心エコー，BNP．
- 肺高血圧：心エコー．
- 悪性腫瘍：腹部，骨盤部CT．
- 血管炎：赤沈，p-ANCA/c-ANCA．

▶ **CASE**

マネジメント　深部静脈血栓症と肺塞栓症を対象に検査を行った．
Dダイマー 17.79 μg/mL（<1）．
血液ガス分析：pH 7.433, PCO_2 35.4 Torr, PO_2 88.6 Torr, HCO_3^- 23.3 mEq/L．
下肢静脈エコー：大腿静脈〜膝窩静脈の器質化血栓と大伏在静脈に新鮮血栓が認められた．
胸部CT：両側肺動脈に塞栓が認められた．
⇒左下肢深部静脈血栓症，(慢性反復性)肺塞栓の診断で治療を開始した．

▶ from Professional

原因不明の慢性下肢浮腫

　浮腫（むくみ）は，目にみえる身体の異常であるため，浮腫への不安を訴えて受診する患者は多いです．

　本項では浮腫の鑑別診断について述べましたが，実際には明らかな原因がみつからず，かつ経過観察していてもわるいアウトカムにならない原因不明の浮腫は非常に多いです．個人的には，検査で検出できない程度の静脈弁機能不全が多く含まれているのではないかという印象をもっています．Critical な疾患が除外できて，かつ原因不明である場合，患者に再保証しながら経過をみるオプションが一番害が少ないのではないかと思われます．原因不明でも浮腫が利尿薬に反応する場合つい投与したくなりますが，長期的な副作用を考えるとやはり引き合わないでしょう．

まとめ

クリニカルパール

- 浮腫の原因は，静脈弁不全による静脈うっ滞性浮腫，月経前浮腫，特発性浮腫，薬物による浮腫，リンパ浮腫，心不全などが common である．精査後も原因不明であることも多い．
- 炎症の要素のある浮腫（腫れ）では深部静脈血栓症，蜂窩織炎/壊死性筋膜炎は必ず念頭に置く．

浮腫の原因疾患の臨床像

▶ 心不全
　増悪時には，呼吸困難に先行して下肢の浮腫が出現することが多い．脛骨前面に圧痕性浮腫が認められれば3 kgの体重増加があるとされる．

▶ 深部静脈血栓症
　大腿静脈・膝窩静脈などが好発部位．肺血栓塞栓症の主な原因である．がん，手術，エストロゲン製剤の使用，不動（寝たきり），血栓性素因などがリスク因子となる．典型的には，片側の下肢大腿以遠に発赤，腫脹，痛みが出現する．

▶ 静脈弁不全（静脈うっ滞性浮腫）
　下肢の静脈弁の機能不全により血液が下肢に滞留し，静脈拡張，静脈瘤が発生する．静脈還流不全，毛細血管静水圧の上昇により浮腫の原因となる．片側性，両側性のいずれもありうる．

▶ 蜂窩織炎/壊死性筋膜炎
　蜂窩織炎は，皮膚軟部組織の細菌感染症で，顔面，四肢に好発する．境界不明瞭な局所の発赤，腫脹，疼痛，熱感が出現する．壊死性筋膜炎は，蜂窩織炎よりも深部の浅筋膜を炎症の場とし，急速に進行する致死的疾患である．しばしば，蜂窩織炎に類似した症状を呈し，初期には鑑別が困難なことがある．

▶ 血管性浮腫
　毛細血管の透過性亢進による蕁麻疹と似た病態であるが，浮腫が皮下組織に起こる点が異なる．Quincke浮腫とも呼ばれる．突然発作性に手，足，まぶた，舌，唇，生殖器などに局所性の浮腫性腫脹を生じる．通常，かゆみは伴わない．「嗄声」，「呼吸困難」など気道に生じた場合は緊急対応が必要である．

▶ リウマチ性多発筋痛症/RS3PE
　リウマチ性多発筋痛症は，高齢者に好発し，頸部，肩，腰周りの痛み，朝のこわばりを主症状とする．CRP/赤沈高値がみられる．低用量ステロイドに反応良好である．
　RS3PEは，リウマチ性多発筋痛症の亜型とする見解もあり，両者の病像はよく似ている．手背足背の圧痕性浮腫が特徴的である．

▶ 血管炎症候群
　Churg-Strauss症候群，顕微鏡的多発血管炎，多発血管炎性肉芽腫症，結節性動脈炎などで浮腫がみられることがある．部位は，下肢が圧倒的に多い．通常は，紫斑，リベド（livedo；網状皮斑），皮膚潰瘍など皮膚病変を伴う．Palpable purpura（触知可能な紫斑）は血管炎に特異性の高い身体所見である．

▶ 好酸球性血管浮腫
　若年女性に好発する四肢末梢の血管浮腫．圧痕性．発熱，蕁麻疹などの皮疹，局所のかゆみなどを伴うことがある．末梢血で著明な好酸球増加を認める．予後良好で1〜2ヵ月で自然寛解することが多い．

浮腫の原因疾患の臨床像

▶ リンパ浮腫
乳がんのリンパ節郭清術後にもっとも多い．非圧痕性浮腫である．術後早期には少なく数年後の発症が多い．

▶ 特発性浮腫
生殖可能年代の女性（とくに20〜30歳代）に多い．血管透過性亢進により浮腫が生じ，その結果循環血漿量が減少することで二次性高アルドステロン血症が合併する病態が推測されている．月経周期とは無関係．立位で水分貯留が起こり，就寝前の体重は起床時に比べて1.4 kg（少なくとも0.7 kg）以上増加する．ループ利尿薬は二次性高アルドステロン血症を悪化させ，浮腫を増悪させる．

▶ 月経前浮腫（月経前症候群）
月経の数日前から，浮腫と体重増加がみられ，月経の開始とともに軽快する．他の身体症状（頭痛，腰痛，下腹部痛など），精神症状（易刺激性，無気力，集中力低下など）を伴う場合は月経前症候群と呼ばれる．原因はまだ完全には解明されていない．

▶ 脂肪浮腫
肥満患者で「足がむくむ」という訴えがある場合，本来の浮腫でなく脂肪組織の沈着によることがある．足背には浮腫はみられず，非圧痕性である．

▶ 就下性浮腫（dependent edema）
心臓よりも低い位置に出現する原因不明の浮腫を，就下性浮腫と呼ぶことがある．

▶ 甲状腺疾患
甲状腺機能低下症の非圧痕性浮腫（粘液水腫）は有名だが，甲状腺機能亢進症で出現することもある（圧痕性，非圧痕性のどちらもありうる）．

▶ 複合性局所疼痛症候群（CRPS）
外傷，手術，疾病などが誘因となって発症する慢性疼痛症候群．知覚過敏，アロディニア，浮腫，発汗異常，運動障害，萎縮性変化などが出現する．
疼痛や機能障害が誘因に比べ不釣合いな程度に強く，かつ長期間にわたって続く．

文献

1) Ely, JW, et al：Approach to leg edema of unclear etiology. J Am Board Fam Med **19**：148-160, 2006

05 リンパ節腫脹

首のしこりが大きくなっています

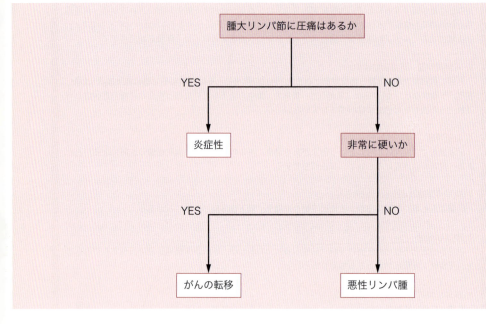

　リンパ節腫脹は幅広い年齢層で起こりうる症候であり，若年者においても膠原病，悪性腫瘍などが原因になることがあり臨床医にとって気が抜けない症候である．

　一方で，リンパ節腫脹はさまざまな疾患において特異度の高い所見であり，しばしば診断の直接的なきっかけとなる．不明熱など未診断患者の診療過程でリンパ節腫脹をみつけたときは，ほぼ診断を手中にした気にさせられる．しかし，上気道ウイルス感染（風邪）による反応性腫大から，HIV 感染のような見逃せない感染症，悪性リンパ腫のような血液悪性腫瘍，悪性腫瘍のリンパ節転移まで原因疾患は非常に幅広い．

　スナップ診断はむずかしいことが多い．後頸部リンパ節が腫れていれば，全

身疾患であることがわかる．伝染性単核球症では典型的症状と身体所見からスナップ診断を行うことができることもあるが，多くは幅広い鑑別診断が必要である．

リンパ節腫脹の診断の最重要点は悪性疾患を見逃さない，診断を遅らせないことであり，これらを達成するための知識を身につけておくことが必要である．本項では，本症候に出会ったときに系統的・効率的な診療が進められるアプローチ法を考えていきたいと思う．

 鑑別診断のリストをつくろう

リンパ節腫脹の鑑別疾患想起の方法として①感染性疾患/非感染性疾患，②限局性リンパ節腫脹/全身性リンパ節腫脹，③腫脹部位での分類，④リンパ節性状による分類，など多くの切り口がある．本項では筆者がもっとも使用しやすいと考えている①による鑑別法をあげる（表1）．

Commonな疾患を押さえよう

1. 風邪ウイルス（上気道炎） ★★★
2. 伝染性単核球症 ★★☆
3. アトピー性皮膚炎に伴う感染 ★★☆
4. 頭頸部の細菌感染症 ★★☆
5. 菊池病（壊死性リンパ節炎） ★☆☆

"Common is common."という言葉の重みは，日常診療で毎日のように感じるものである．リンパ節腫脹においては，感染性疾患の頻度が高いことは明らかである．一般外来では上気道炎による頸部リンパ節腫脹をみない日はまれである．リンパ節腫脹を主訴に来院する患者では，伝染性単核球症や頭頸部（とくに口腔内）の細菌感染は頻度が高い．口腔内の診察は入念に行うべきである．

表1 感染性疾患/非感染性疾患による鑑別疾患の分類

感染性疾患	非感染性疾患
・ウイルス：風邪ウイルス（上気道炎），伝染性単核球症（EBV・CMV），HIV，B型肝炎，単純ヘルペス，風疹，麻疹 ・細菌：一般細菌による局所感染（とくに頭頸部），結核，非定型抗酸菌症，梅毒，ネコひっかき病，ブルセラ症 ・真菌：ヒストプラズマ症，コクシジオイデス症 ・リケッチア：ツツガムシ病，野兎病，日本紅斑熱，Q熱 ・寄生虫：トキソプラズマ症，リーシュマニア症	・血液悪性腫瘍（悪性リンパ腫など） ・悪性腫瘍のリンパ節転移 ・Castleman病 ・膠原病・血管炎(全身性エリテマトーデス，関節リウマチ，Sjögren症候群，MCTD，成人発症Still病など) ・サルコイドーシス ・菊池病（壊死性リンパ節炎） ・薬剤性（薬疹・DIHS/DRESS*） ・内分泌疾患（甲状腺機能亢進症）

*DIHS：drug-induced hypersensitivity syndrome，DRESS：drug rash with eosinophilia and systemic symptoms

Don't miss 疾患を押さえよう

1. 血液悪性腫瘍（悪性リンパ腫）　⚠⚠⚠
2. 結核　⚠⚠⚠
3. HIV　⚠⚠
4. 転移性悪性腫瘍　⚠
5. 膠原病・血管炎　⚠

　前述のようにリンパ節腫脹は予後不良疾患の症候であることがあり，それらの疾患を見逃してはならない．そのような疾患は非感染性疾患に多いが，自然治癒を期待した一定期間の経過観察が可能なのか，精査を前提に診療を進めるべきなのかを，初診時に的確に判断することが腕の見せ所である．一般的に若年患者における予後不良疾患の有病率は低いが，血液悪性腫瘍，膠原病は幅広い年齢層に発症しうる疾患であり，気を抜くことはできない．

　また，感染性疾患においては結核とHIV感染は，公衆衛生的観点からも見逃せない疾患である．結核は典型的病像を呈すことが少なく，診断に苦慮することが多い．HIV感染は最近，国内においても感染者数の増加傾向が続いており，感染急性期による伝染性単核球様症状で受診する場合がある．急性期はHIV感染診断の貴重な機会であるため，早期診断・治療開始のためにも見逃したくない．結核・HIV感染とも，常に鑑別として想起しておくことと，患者背景の聴取がカギとなることがある．

診断をつめていこう

　リンパ節腫脹＋αの情報を付け加えることによって，前述の鑑別診断のリストから疾患の絞り込みを行っていく．この段階で感染性疾患か非感染性疾患のどちららしいか，感染性であれば迅速に抗菌薬や抗ウイルス薬を投与すべきか，非感染性であればどのくらいのスピード感で診断を行うべきかを判断しなくてはならない．大きく分けて，①患者背景，②経過（随伴する症状も含めて），③リンパ節腫脹の部位・性状と脾腫，④その他の身体所見，の4つを体系的に確認していけば見落としがない．

 患者背景

　以下の内容は，初診時に一通り聴取することが望ましい．
　1）既往歴：とくに悪性腫瘍の既往は，転移性がんの可能性を考えるための重要な情報である．
　2）内服歴：薬剤性を考慮し，すべて把握する．原因となりうる薬剤を表2に示す．薬剤性としてはDIHS/DRESSの病態も鑑別となる．
　3）生活歴：喫煙歴，アルコール多飲は悪性腫瘍のリスク因子である．住居・職場環境（とくに野山などに近い環境はないか：リケッチア）も聴取する．
　4）渡航歴：真菌，リケッチア，寄生虫感染症など，特殊な感染性疾患を考えるうえで必要な情報である．
　5）ペット：ネコひっかき病やペットを媒介としたダニ（リケッチア）の影響を考える．

表2　薬剤性リンパ節腫脹の原因

抗痙攣薬
　phenytoin, carbamazepine, primidone
循環器系薬
　atenolol, hydralazine, captopril, quinidine
抗菌薬
　セファロスポリン系抗菌薬，ペニシリン系抗菌薬，サルファ剤
その他
　pyrimethamine, allopurinol, sulindac, 金製剤

6）性交渉歴：同性間性行為や渡航時の性交渉などのハイリスク性交渉はHIV（CMV・単純ヘルペス），HBV，梅毒感染のリスク因子である．

経過（随伴する症状も含めて）

患者がリンパ節腫脹に気づいている場合，いつ気づいたか，増大傾向か縮小傾向か（どの程度の期間で），随伴症状などの聴取が重要である．増大傾向があれば悪性疾患の可能性を強く考える．随伴症状としては，発熱，体重減少，寝汗，局所の疼痛（咽頭痛・歯痛・関節痛・腰痛など），皮疹などが手掛かりとなることがある．

リンパ節腫脹の部位・性状と脾腫

病的意義のないリンパ節の典型的性状は1cm未満で軟らかく，表面平滑・扁平，可動性がよく無痛のものである．普段から正常所見を触り慣れておくことが異常の発見に役立つ．診察で確認すべき点は以下の項目である．

1）リンパ節腫脹の広がり：前述のようにリンパ節腫脹が限局性か全身性かは，鑑別疾患が大きく変化する情報である．全身性リンパ節腫脹の定義は，「2ヵ所以上の連続しないリンパ節領域での腫脹」である．

2）大きさ：一般的には1cm以上とするが，滑車上部リンパ節では0.5cm以上，鼠径リンパ節では1.5cm以上で異常と判断する．ある報告では，1cm未満のリンパ節に悪性腫瘍が原因のものは認められなかった．

3）硬さ：石様硬では転移性悪性腫瘍，弾性硬（ゴムのような硬さ）は悪性リンパ腫・慢性白血病，軟らかい場合は感染・炎症・急性白血病が鑑別にあがる．

4）圧痛：急速なリンパ節の増大，典型的には化膿性・炎症性の原因による．悪性腫瘍細胞増殖でリンパ節組織の壊死によって出血が起こり生じることもある．

5）可動性：悪性腫瘍の浸潤や周囲への炎症波及による癒着のため可動性が不良になったり，複数のリンパ節が一塊になることがある．良悪性を判断できるものではないが，悪性腫瘍や結核，サルコイドーシスでみられることがある．

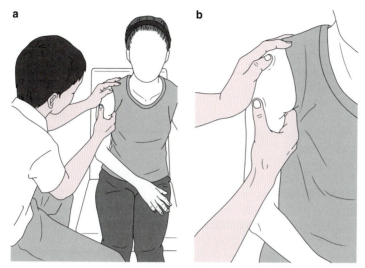

図1　腋窩リンパ節の触診法
a：患者の腕を下ろしたままで，上腕を内転した状態で脱力させる（皮膚や筋の張りを減らす）．
b：その状態で検者の手指をしっかりと腋窩に入れ，患者の体壁に当てるように触診していく．

　6）部位：限局性リンパ節腫脹の場合は非特異的な場合が多いが，鎖骨上のように部位によっては重大疾患に対して特異度の高い腫脹もある．また，腋窩リンパ節は触診にとくに注意が必要で，コツがあるため知っておくとよい（図1）．

　a）頭頸部：頭頸部リンパ節はいくつかの部位に分けることができる．腫脹部位によって炎症の原因部位の見当をつけることができる．なかでも後頸部リンパ節は疾患特異性がある（全身疾患を示唆する）ため，記憶しておくと有用である（表3，図2）．

　b）鎖骨上：転移性腫瘍の可能性が非常に高く，十分な検索が必要である．左鎖骨上リンパ節はVirchowリンパ節と呼ばれている．血液流入の解剖学的理由から，左鎖骨上リンパ節は腹腔内臓器の悪性腫瘍，右は肺がん・食道がんとの関連が強い．

　c）腋窩：上肢の感染，ネコひっかき病，乳がん，転移性腫瘍．

　d）滑車上：生理的な触知はほとんどない．前腕・手部の感染，悪性リンパ

表3　頭頸部リンパ節腫脹部位での鑑別

リンパ節の部位	関連する部位	原因となる疾患
頸部	舌, 扁桃, 耳介, 耳下腺	風疹
顎下	舌, 歯, 口腔内, 顎下腺, 結膜	
オトガイ下	下顎, 口腔底, 舌, 頰粘膜	伝染性単核球症, トキソプラズマ症
前耳介	眼瞼, 結膜, 側頭部, 耳介	
後耳介	外耳道, 耳介, 頭皮	風疹
後頸部	頭皮, 頸部, 腕の皮膚, 胸部	伝染性単核球症, 結核, 悪性リンパ腫, 頭頸部の悪性腫瘍
後頭部	頭皮, 頭蓋	

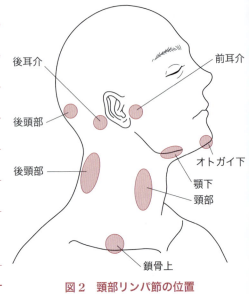

図2　頸部リンパ節の位置

腫, サルコイドーシス, 第2期梅毒, 野兎病.

　e）鼠径：下肢の皮膚・陰部（STD）の所見, 直腸肛門部, 婦人科臓器の評価が必要である.

　7）脾腫：通常の場合, 脾臓は胸腔の範囲内にあり触知できない. リンパ節腫脹を呈する疾患には脾腫も生じる疾患が少なくない. しかし, 脾腫を伴っている場合は診断のための参考所見となるため, 必ず確認しなければならない. 脾腫を伴う頻度が高い疾患は伝染性単核球症, 悪性リンパ腫, 白血病である.

その他の身体所見

　リンパ節腫脹を呈している場所周囲の診察は十分に行う必要がある. とくに頭頸部では頭皮・口腔内・耳・鼻（副鼻腔も）は入念に行わないと見落とすことがある. また, 皮疹は患者自身も気がついていない場合もあり, 診断に重要な所見になることがあるため衣服を脱がして観察する.

▶ **CASE**

症　　例	17歳, 女性.
主　　訴	発熱・首のしこり.
現 病 歴	1週間前から続く, 38℃台の発熱と咽頭痛のため, ウイルス性上気道炎として近医で感冒薬を処方され経過をみていたが, 改善がないため紹介受診となった. 3日前から右の首のしこりが腫れてきて痛みがあるのに気付いており, やや大きくなってきているので心配している. 全身倦怠感と嚥下時痛が強く, 食事摂取が減っており本人はやや衰弱している. 発症早期から, その他の上気道症状や消化器症状は認めず経過している.
既 往 歴	特記すべきものなし.
家 族 歴	特記すべきものなし.
社 会 歴	高校2年生.
渡 航 歴	最近半年ほどは旅行に行っていない.
ペット	10年くらい前から飼っている小型犬.
身体所見	バイタルサイン：血圧104/68 mmHg, 脈拍108回/分, 呼吸数20回/分, 体温38.4℃. 頭頸部の診察では, 白苔の付着した咽頭発赤所見と右後頸部にリンパ節を計3つ触知する. 腹部所見は左季肋部に腫大した脾臓を触れた. その他, 胸部に異常所見なく, 関節痛・腫脹, 皮疹も認めない.

さらに検査でつめていこう

　病歴・身体所見などから想定される鑑別について検査を行っていく. 検査を進めるうえで, ①初診時に行っておくべきもの（後日結果の項目も含む）, ②予定で行うもの, ③リンパ節生検, に分けて考えていく.

初診時に行っておくべきもの

　全身状態・臓器障害の評価目的に一般的な血算・生化学・尿検査・胸部X線写真は行っておく. 末梢血の目視を同時に依頼しておくとよい. 以上に加えて特定の疾患を疑えば, ウイルス検査（EBV・CMV・HIV）や膠原病系の特異的抗体は結果が出るまでに時間を要すため, 可能であれば初診時に測定したい. また, 確定診断には利用できないが, 可溶性IL-2レセプター抗体はリンパ増殖性疾患診断の参考となることがある.

予定で行うもの

深部リンパ節の評価（リンパ節腫脹の広がり）目的に，超音波検査・CT・MRI などは有用である．

リンパ節生検

やはり確定診断は "tissue is issue." である．とはいっても，侵襲的検査であり診断のためにやみくもに行うべきものではない．適応症例に対して正しい検査方法と，適切な検査時期を判断し，行わなければならない．
- 絶対的適応は他の診断方法がなく，悪性疾患が疑われる場合である．
- Fine needle aspiration は十分な検体採取が困難で偽陰性となることがあるため，切除生検を行うべきである．
- 全身性腫脹の場合の切除リンパ節の選択は，鎖骨上・頸部・腋窩の順に優先させ，もっとも異常らしいものを選ぶ．鼠径は非特異的腫脹である場合がもっとも多いため避ける．
- 限局性腫脹の場合は 3〜4 週間の慎重な経過観察を行い，悪性疾患を疑う症状・リスク要因があったり，経過で改善がみられなければ生検を考慮する．

▶ CASE

診断・マネジメント　　病歴・身体所見より伝染性単核球症を疑った．採血検査で異型リンパ球の増加と，炎症反応の上昇を認めた．腹部エコーでは脾腫を確認した．対症療法で外来経過観察を行ったが，後日判明した検査結果で，EBV 抗体検査：VCA-IgM 陽性，VCA-IgG 陽性，EBNA-IgG 陰性，CMV 抗体検査：IgM 陰性，IgG 陽性であった．EB ウイルス初感染，CMV 既感染と判断し，EB ウイルスによる伝染性単核球症と診断した．3 週間の経過で徐々に解熱し，その後リンパ節腫脹も改善した．

▶ **from Professional**

リンパ節生検のピットフォール

　リンパ節腫大の診断は症状，身体所見，血液/画像検査では診断が困難なケースがよくあります．鎖骨上リンパ節腫大は悪性疾患の可能性を大きく高めます．鼠径リンパ節腫大は非特異的な感染による腫脹であることが多いです．直径1cm以上の生検が可能な表在リンパ節であるならば，生検による診断が迅速な確定診断につながります．外科医に検体処理を丸投げすると，摘出されたリンパ節がホルマリン液に入れられ，大きなショックを受けます．内科医は必ず手術室に出向き，摘出されたばかりの検体を受け取って処理しなければなりません．悪性リンパ腫を疑っていれば，フローサイトメトリー用に生標本のまま検査室で処理を依頼します．結核を疑っていれば培養が必要です．

まとめ

　リンパ節腫脹を呈する疾患の鑑別は非常に多く，患者背景・病歴・身体所見で絞り込みのための情報を十分に得る努力を惜しんではならない．また，何よりも悪性疾患の診断が遅れないように，リンパ節生検も含めた検査計画を適切に立てることが重要である．

クリニカルパール

・後頸部リンパ節が腫れていれば全身疾患である．
・圧痛があれば炎症性である．圧痛がなく可動性があり，消しゴムくらいの硬さなら悪性リンパ腫を疑う．岩のように硬ければがんを考える．
・診断がむずかしければ，積極的に生検を考慮する．

リンパ節腫脹の原因疾患の臨床像

▶ **伝染性単核球症**

EBV・CMV などの初感染が小児期後半～成人になってから起こった場合に生じることがある疾患．発熱・咽頭痛・頸部リンパ節腫脹・脾腫・異型リンパ球出現などが多くみられる所見である．CMV によるものは EBV に比べると罹患年齢がやや高く，咽頭所見が少なく，発熱期間も長引くことが多い．特異的抗体検査で診断する．治療は対症療法となるが，3～4 週間の経過で自然に症状改善することが多い．

▶ **急性 HIV 感染症**

HIV 初感染の 3～6 週間後に生じる急性症状を伴った症候群である．伝染性単核球症様症状を呈することがあり，髄膜炎や脳炎を起こすこともある．リンパ節腫脹は頻度の高い症状であり 70％ にみられるといわれている．数週間の経過で自然軽快する．

▶ **ネコひっかき病**

Bartonella henselae の宿主であるネコにひっかかれるなどして罹患する感染症．傷口の丘疹や水疱が数週間継続し，遅れて発熱や頭痛，筋肉痛，倦怠感などの全身症状を伴ったリンパ節腫脹を呈する．リンパ節腫脹は片側性（傷口側）で腋窩に多く圧痛を伴う．診断はネコから受傷した病歴と臨床症状で行うが，確定診断はリンパ節生検である．正常免疫状態の患者では抗菌薬治療はとくに必要なく，リンパ節腫脹は 3 ヵ月程度で自然消退することが多い．

▶ **菊池病（壊死性リンパ節炎）**

若年女性に多くみられる疾患で，発熱を伴った圧痛のある頸部リンパ節腫脹を主訴とする場合が多い．腫大リンパ節は典型的には 1～2 cm でやや硬く，表面平滑で可動性のよいものである．検査所見では白血球減少や異型リンパ球がみられることがある．1 ヵ月程度で自然軽快することが多いが，改善しない場合は生検が行われることが多い．

▶ **Castleman 病**

リンパ増殖性疾患の 1 つ．原因はウイルス感染などが考えられているが，現時点では不明である．リンパ節腫大の分布により限局型と多発型があり，腫大リンパ節が IL-6 を産生し，さまざまな全身症状（発熱・全身倦怠感・食欲低下・皮疹など）を呈する原因となる．診断はリンパ節生検によって行われる．多発型の治療には tocilizumab が期待されている．

▶ **サルコイドーシス**

原因不明の全身性非乾酪性肉芽腫性疾患．表在リンパ節腫脹が主訴となることは多くはないが，特異的な症状が少ないため，常に鑑別疾患として考慮すべき疾患である．診断は病理所見によって行われる．

文 献

1) Ferrer R：Lymphadenopathy：differential diagnosis and evaluation. Am Fam Physician **58**（6）：1313-1320, 1998
2) Habermann TM, Steensma DP：Lymphadenopathy. Mayo Clin Proc **75**（7）：723-732, 2000
3) Pangalis GA, et al：Clinical approach to lymphadenopathy. Semin Oncol **20**（6）：570-582, 1993
4) Armitage JO：Approach to the patient with lymphadenopathy and splenomegaly. Goldman's Cecil Medicine, 24th Ed, ed by Goldman L, Schafer AI, Saunders Elsevier, Philadelphia, p1107-1111, 2011

06 発熱を伴う発疹（fever and rash）

熱があって，発疹も出てきました

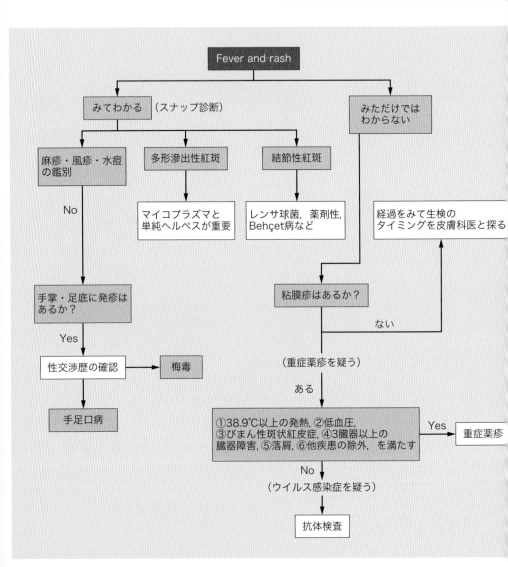

発疹という主訴は内科医泣かせの「困ったなぁ」と思う主訴の1つであろう．これは本書で取り上げられている主訴全般にいえることだが，この単一の主訴だけでは正直どうしようもできない．「何で皮膚科に行かないの？」とか「皮膚科の先生の受診も組んでおいて」などと思うのが内科医の本音であろう．ここでは発疹をきたすすべてに関して述べるつもりはない．「内科外来に来る傾向のある発疹」と考える必要があるであろう．「内科外来に来る発疹」というだけで疾患の頻度は変わる（つまり検査前確率に影響する）であろう．
　どのような発疹患者が内科外来に来やすいであろうか？　1つは急性の発疹で，とくに"fever and rash"と呼ばれるカテゴリーがそれに当たる．ただ発疹があるだけであれば皮膚科を受診するはずだが，発熱を伴う場合は内科的疾患が心配となりやすい．これでも鑑別疾患の多さにウンザリではあるが，本項では，内科外来を受診しやすく，かつ悩ましいカテゴリーであるこの"fever and rash"を中心に考えてみたい．そして，このカテゴリーでの内科外来におけるスナップ診断は"some viral infection"，つまり「結局は診断がつかないかもな」であろう．

鑑別診断のリストをつくろう

　ひとまず，急性の経過でくる"fever and rash"について考えてみたい．ただ鑑別をあげてしまうだけだと，感染症・非感染症ともに多岐にわたり収拾がつかなくなる．しかし実際の総合内科外来では，発熱を伴う局所性の発疹でもっとも多いのは蜂窩織炎で，全身性の発疹では最終的に診断がつけられない，何らかのウイルス感染症に伴うもの（中毒疹？），もしくは薬疹の疑いとなってしまうものが多い．また，発疹の患者が実は海外旅行帰りだったとか，海外の成書でいつも上位に書いてあるロッキー山紅斑熱などについて熱く語るのは，まったくもって実用的でない．つまり，地域ごとのepidemiologyが"fever and rash"をみるうえではとても重要なのである．自分が現在どの地域で診療しているのか？　また，今現在何が流行しているのか？　そのような情報に敏感になることが，このカテゴリーを制するうえではもっとも重要なのである．
　"Fever and rash"で大切なのは，何より病歴聴取である．とくに注目すべき

表1　fever and rash をきたす疾患チェックリスト：プラスアルファの病歴から

年齢（age）
  ・50歳代以降の初感染ウイルス感染症（パルボウイルス感染症など）はめずらしい
  ・高齢者ではウイルス感染ではなく，非感染症もしくは細菌感染症を考える

ワクチン接種歴（immunization history）および小児期の罹患歴
  ・水痘，ムンプス，麻疹，風疹，インフルエンザ，りんご病など

曝露歴（sick contact）
  ・水痘，ムンプス，麻疹，風疹　・りんご病の小児との接触歴や既往歴（あっても感染していることは少ない）
  ・マイコプラズマ感染症の人（小児）との接触歴（多形滲出性紅斑，Stevens-Johnson症候群）

季節性（season）
  ・エンテロウイルス感染症（夏〜秋），川崎病・パルボウイルス感染症（冬〜早春），麻疹・風疹・水痘（春），Lyme病（春〜夏），ツツガムシ病（11月前後）

性交渉歴（sexual history）
  ・HIV（primary HIV infection），梅毒，単純ヘルペスウイルス，播種性淋菌感染症
  ・陰部肛門周囲の診察（潰瘍や水疱性病変の有無：梅毒，ヘルペスなど）

地域性（geography）
  ・北海道（Lyme病），東北・北陸地方（ツツガムシ病．北海道，沖縄など一部の地域を除いて全国で発生）など

薬剤歴（medication history）
  ・薬剤の中でも抗菌薬が多いとされる（とくにペニシリン系，セフェム系，ST合剤）
  ・phenytoinなど抗痙攣薬（DIHS）
  ・アミノペニシリン使用（伝染性単核球症）

渡航歴やめずらしいペットの飼育歴（今回は割愛）

ものとしては年齢，ワクチン接種歴，曝露歴，季節性，性交渉歴，地域性，薬剤歴，その他（渡航歴やめずらしいペットの飼育歴）である．これらの病歴に基づいた鑑別疾患を**表1**に示す．

Commonな疾患を押さえよう

1. 診断のつけられないウイルスによる発疹（some viral infection）　★★★
2. 薬疹　★★★
3. 蜂窩織炎　★★☆
4. 呼吸器系ウイルス感染症：風疹，水痘，パルボウイルス感染症　★☆☆

"Fever and rash"でcommonな疾患は，全身性であればself-limitedな診断のつけられないsome viral infectionに伴うものか，薬疹かもしれない．また，局所性であれば蜂窩織炎であろう．"Fever and rash"で重要なことは，それが見た目に診断がつけられる皮疹か？　ということになる．Some viral infectionに伴うものか薬疹かを見極めることは皮膚科医にとっても非常にむずかしいとされる．診断がつけられなくてはいけない，成人でも出会うものとしては麻疹・風疹・水痘・パルボウイルス感染症・手足口病（近年，成人での手足口病症例が報告されており注意が必要である）があり，その特徴的な皮疹は成書で押さえておく必要がある．

Don't miss 疾患を押さえよう

1. 重症薬疹：Stevens-Johnson症候群（SJS），toxic epidermal necrolysis（TEN），薬剤性過敏症症候群（DIHS）　▲▲▲
2. toxic shock syndrome　▲▲▲
3. 壊死性筋膜炎　▲▲▲
4. 感染性心内膜炎　▲▲▲
5. 髄膜炎菌・肺炎球菌敗血症（とくに脾摘後）　▲▲▲

※緊急性はいずれの疾患も同等に高い．

頻度は高くはないかもしれないが，見逃してはいけない疾患というカテゴリーも"fever and rash"では重要である．壊死性筋膜炎を筆頭に，toxic shock syndromeがそれに当たる．また，社会的な影響という意味では麻疹・風疹・水痘は見逃してはいけないというスタンスがよいであろう．

診断をつめていこう

▶ 見ただけでわかるものとそうでないものを明確にする

前述した病歴聴取を駆使しながら診断をつめていくのであるが，"fever and rash"の患者はなかなか診断がつかなくて困ることが多いと思っている内科医は多いであろう．なぜならば，その原因の多くは診断のつけることができない

ウイルス感染症によるものか，もしくは薬疹の可能性となってしまうからである．つまり，逆に考えれば診断のつくものと結局はつかないものが明確にあり，どちらであるかに全身全霊を傾け，後者はわからないので注意して経過をみて生検や皮膚科コンサルトのタイミングを探るというのが現実的なアプローチであろう．

では，「診断のつくもの（診断できないといけないもの）」とは何であろうか？

診断できないといけない "fever and rash"

実際は病初期にはむずかしいこともあるが，麻疹，風疹，水痘は見極められなくてはいけない．ウイルス感染症では，EBウイルス（EBV）/サイトメガロウイルス（CMV）感染症は成人でもよくみかけるアミノペニシリン使用での発疹が有名だが，EBV/CMV感染症それ自体では発疹は起こしにくいとされる．むしろ伝染性単核球症かもしれないと思って発疹があったら，HIVを考えることが重要である．他に，手掌（もしくは足底）に発疹があれば，手足口病か梅毒の可能性があるので，性交渉歴（とくにMSM（男性同性愛者）でないか，ハイリスクな性行為（肛門性交など）をしていないか）とシックコンタクトを確認し診断する．近年，成人での手足口病も多いので注意が必要である．重症薬疹かどうかに関しては，粘膜疹の有無を確認する．Toxic shock syndromeは診断がつけられなくてはいけないが，咽頭痛や下痢といった気道症状，消化器症状を伴うこともあり，初期はウイルス感染症との判断がむずかしい．①38.9℃以上の発熱，②低血圧，③びまん性斑状紅皮症，④3臓器以上の臓器障害，⑤落屑（発症後1～2週間に発生）に加えて，⑥他疾患の除外が必要とされる．

内科医にも区別可能な皮疹の形態からの分類

"Fever and rash"で内科医でもわかる一目瞭然の発疹が2つある．それは多形滲出性紅斑と結節性紅斑である（**図1**）．最終的にはその原因の特定にいたらないことも多いが，この2つの発疹は見た目で容易にわかるので具体的な鑑別を知っておくことは重要である．多形滲出性紅斑はtarget lesionで多くのウイルスが起こしうるものだが，とくにマイコプラズマと単純ヘルペスウイルスが

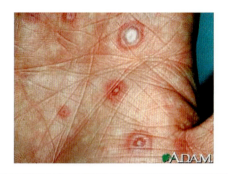
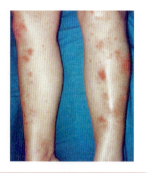

多形滲出性紅斑	結節性紅斑
・2大メジャー微生物 　①マイコプラズマ 　②単純ヘルペスウイルス ・その他の微生物 　水痘-帯状疱疹ウイルス，アデノウイルス，EBウイルス（B/C），サイトメガロウイルス，肝炎ウイルス，コクサッキーウイルス，パルボウイルス，HIV，Chlamydophila psittaci，サルモネラ，結核，二期梅毒 ・薬剤 　NSAIDs，スルフォンアミド系薬，抗痙攣薬，抗菌薬など　妊娠もしくは経口避妊薬，SLE，HIV，梅毒など	・3大メジャー疾患 　①レンサ球菌感染後（9％程度） 　②薬剤性 　③原因不明（全体の60％程度） ・肺門リンパ節腫脹あり 　結核，Chlamydia pneumoniae，サルコイドーシス，悪性リンパ腫 ・消化器症状あり 　Behçet病，炎症性腸疾患，細菌性腸炎，膵炎 ・その他 　妊娠もしくは経口避妊薬，SLE，HIV，梅毒など

図1　多形滲出性紅斑と結節性紅斑の臨床像

重要である．結節性紅斑は，その多くは下腿伸側にできる有痛性の結節となる紅斑で，レンサ球菌感染後もしくは薬剤性や，結局は原因不明となることが多いが，わが国に多いBehçet病に伴うものもよくみかけるのでしっかりと追加の病歴をとる必要がある．

▶ CASE

症　例	20歳，男性．
主　訴	発熱，咽頭痛，リンパ節腫脹．
現病歴	5日くらい前から38℃の熱と右の首の後ろのリンパが腫れているのに気がついた．痛みが強く，熱も下がらなかったが風邪だと我慢するしかないので，我慢していた．発疹も出てきたので実家の札幌に帰ってきた．咽頭痛がある．咳，鼻汁も軽度ある．眼も赤い．
既往歴	とくになし．
内服薬	とくになし．
社会歴	東京在住の大学生．2週間前まで，山形の山の中で合宿形式での自動車学校にいた．
全身状態	少しつらそう．
身体所見	体温38.5℃，血圧120/70 mmHg，心拍数106回/分，呼吸数20回/分．
咽　頭	軽度発赤あり，白苔付着なし，腫脹なし．
胸　部	心・肺異常音なし．
頸部リンパ節触知	右後頸部・耳介後に（＋）．
皮　膚	体幹中心に淡い紅斑あり，かゆみなし．

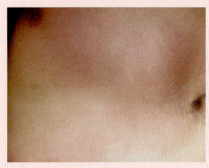

体幹を中心に淡い紅斑

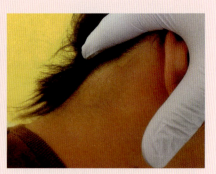

右後頸部のリンパ節腫脹

さらに検査でつめていこう

　ウイルス感染症に関しては，麻疹・風疹・水痘・パルボウイルス感染症・HIV・梅毒・ツツガムシ病などの抗体検査が可能である．検査結果がすぐには出ないものが多く，パルボウイルスは妊婦でなければ自費になる．HIV は急性感染を考えていることが多く，そうなると HIV-RNA の PCR 検査になるが，世代の新しい HIV1-2 抗体検査では window period は数週間ともいわれているので，ひとまず抗体検査をするのは間違いではない．

　見逃してはいけない疾患である壊死性筋膜炎は，診断もむずかしいと心得ておくことが重要である．血液検査での CPK 値は当てにならない（まったく上がらない場合もある）．また造影 CT もはっきりしないことが多い．最終的には finger test（※）で小切開を入れて判断する方法がある[2]．

　診断のつかない場合，最終的には皮膚生検を検討することになる．結節性紅斑は一見明らかだが，下腿伸側ではなく屈側にあるとか，上肢にあるなどといった非典型例で原因がはっきりしない場合は，血管炎など他疾患の除外のため生検を検討してもよいとされる．

※ finger test：局所麻酔をして，深筋膜まで 2 cm の切開を入れる．浅筋膜のレベルに指を入れ，出血しないとか悪臭を伴う濁った滲出液がある．また，組織が抵抗なく剥離できる場合は壊死性筋膜炎と診断する．

▶CASE

マネジメント　本症例は，咳，鼻，喉の症状があり，喉も嚥下時痛があり，ウイルス性の気道感染症を疑う．東京で大学生をしているとのことで，この時期に東京で流行っていた風疹の可能性も高いと考えた．しかし，ややぐったりしているので見逃してはいけない疾患がないか，注意が必要である．山形の山の中にも行っており，リケッチアの可能性も考慮して諸検査を提出し抗菌薬も開始し外来フォローとしたところ，4日後に首のリンパの痛みが持続するのと手の皮が剝けてきたとの連絡があり，早めの再受診となった．首のリンパ節と思われたところに切開を入れたところ，膿が出てきて黄色ブドウ球菌だった．本症例は黄色ブドウ球菌による toxic shock syndrome（TSS）であった．たまたまリケッチアを考えて投与していたミノサイクリンが，黄色ブドウ球菌にも効果あり重篤な経過とはならなかったが，反省症例ではある．TSS はむずかしい．忘れたころにやってくる．

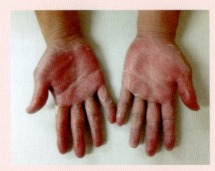

手掌の落屑

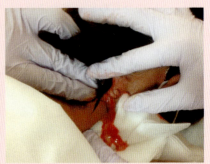

リンパ節と思われた頸部腫瘤からの排膿

▶ from Professional

みただけで泣きたくなる皮疹を知ろう！

発熱＋皮疹ではみただけで泣きたくなるようなものがあり，知っているかいないかで診断のスピード，ひいては患者救命に大きな影響が出ます．その1つが，overwhelming post-splenectomy infection です．髄膜炎菌敗血症（meningococcemia）による皮疹が有名ですがわが国では髄膜炎菌よりは肺炎球菌が多いです．小児や若年成人でみられ，さらに意識障害や関節炎の所見もあれば，髄

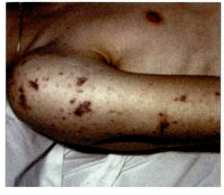

膜炎菌性髄膜炎を疑います．わが国では髄膜炎菌感染症はとても少ないのは事実ですが，国内でも高校生の寮で集団発生の事例が報告され注目されています．このような患者さんを救急外来でみたらまずすることは？　そう！　脾臓を探すこと！　ではありません．LP をしよう！　うーん，違うかな．患者さんから離れることです．患者さんから離れガウン・マスク・手袋を着用しましょう．髄膜炎菌の感染対策をしっかりして診察しなくてはいけません．ここまでくると LP もリスクが高く，髄膜炎があるものとして治療するしかありません．採取した血液を遠沈してバフィーコート（白血球の層）をグラム染色すると菌がみえるでしょう．菌名がはっきりするまでは感染対策上も個室管理で．

まとめ

クリニカルパール

- "Fever and rash"というカテゴリーに適切に対応できるようになることが内科医には重要である．
- 診断が可能なものとそうでないものを明確にする．内科医が皮疹の形態で診断できるものは意外に限られている．
- Toxic shock syndrome は初期には多領域の症状があり，ウイルス感染症による中毒疹との区別はむずかしい．疑うことが重要である．

発疹("fever and rash")の原因疾患の臨床像

▶ 診断のつけられないウイルスによる発疹,薬疹
気道症状があればウイルス感染症かもしれない.薬剤熱を疑う比較3原則,「比較的元気」,「比較的徐脈」,「比較的CRP低値」が意外に参考になる場合もある.

▶ 風疹
大流行となった時期を忘れないでほしい.少しでも「淡い紅斑をベースにした斑点状丘疹(maculopapular rash)+耳介後リンパ節腫脹」の所見があれば風疹かもしれないと思うことが重要である.関節炎があればさらに疑う.検査前確率にもっとも影響を与える因子はepidemiologyである.麻疹のような経過・発疹も,今は風疹であることのほうが圧倒的に多いので風疹から疑う.

▶ 成人水痘
成人水痘の初期は「局所不明瞭・高熱のみ型」に分類されることが多い.つまり,初期は水疱性皮疹が少なく,疑わないと気がつきにくい(頭皮から出やすいのでチェックする).

▶ 壊死性筋膜炎
初期から水疱を伴う蜂窩織炎疑い例は,必ず壊死性筋膜炎を除外する(整形外科にコンサルトしておく).初期の水疱形成は深部血管の閉塞を示唆する.蜂窩織炎の治癒過程での水疱形成はよくあるが,「痛みが強すぎ」という訴えはおかしい.蜂窩織炎は「局所不明瞭・高熱のみ型」に入ることもあるくらいで,それほど痛みは強くないことが多い.皮膚の壊死は当然おかしい(斑状出血も).触診で握雪感があったらラッキーである(感度が悪いため).皮膚の知覚麻痺もおかしい(これも血管障害を示唆する).

▶ toxic shock syndrome
多症状あるが,どれも微妙な陽性所見で局所症状とはいいがたい.だが,「シックで困ったなぁ」と思ったら想起するようにする.収縮期血圧が80 mmHg以下に低下するといった明確なショックバイタルではないことも多い.皮疹ははっきりしないことも多い.

▶ 感染性心内膜炎
心雑音はきこえにくいことが多い(感度は50%程度.「雑音の変化」は有名だが,その所見がとれる感度は7〜16%程度といわれている).とにかく疑いつつきくことが大切である.「他の局所臓器所見がはっきりしない発熱+心不全」は感染性心内膜炎を疑う.感染症が原因ではない心不全患者の体温は,末梢循環不全や冷汗のため,低く出るのが普通である(35.8℃と覚える).したがって,心不全患者の微熱(37℃前後)は感染も伴っていると考えておいたほうがよい.

文献

1) 岸田直樹:誰も教えてくれなかった風邪の診かた.医学書院,東京,2012
2) Andreasen TJ, et al:Massive infectious soft-tissue injury:diagnosis and management of necrotizing fasciitis and purpura fulminans. Plast Reconstr Surg **107** (4):1025-1035, 2001

07 発熱

週に数回，午後に熱が出ます

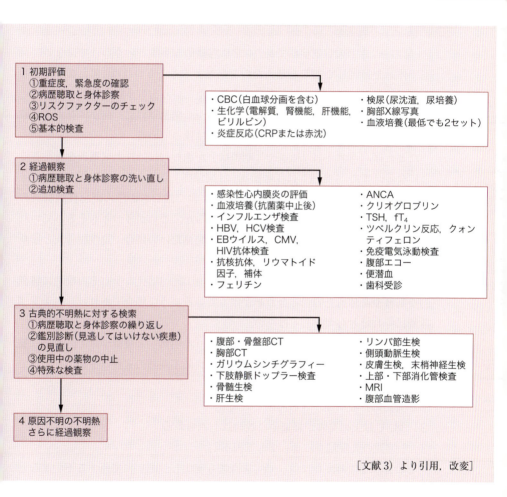

[文献3）より引用，改変]

　発熱は非常に頻度が高く，かつ非特異的な症候である．非特異的とは，発熱の原因となる疾患が多く存在するため発熱のみからでは，特定の診断に到達することがむずかしいという意味である．発熱＋咳，痰，聴診上のラ音など特徴

的な組み合わせがある場合にはスナップ診断できるが，多くの臨床医にとって手掛かりのない発熱は苦手な症候だろう．本項では，「よくわからない，不明熱だ」と思考停止しないための診断アプローチを考えてみたい．

スナップ診断してみよう

「発熱」は患者の自覚症状であり，常に客観的な事実というわけではない．自宅で体温を測定して37℃を超えたので発熱とする方もいれば，何となくいつもより（体温が）熱い感じがするので受診したという方も多い．これをすべて，スナップ診断で対応することはむずかしいが，発熱以外に，何か併存する症候が複数あれば，スナップ診断できる可能性は残っている．

たとえば，「発熱」に「咳」や「咽頭痛」が加われば急性上気道炎を考えることになる．また，「発熱」に「咽頭痛」，「関節痛」が加われば，流行も鑑みてインフルエンザなどを考えることになる．大学で誰しもが学んだ急性胆管炎のCharcot 3徴は，「発熱・腹痛・黄疸」であるが，これが3つともそろっていれば，診断の特異度は非常に高い．しかし，発熱だけの場合，急性胆管炎と診断することは決して容易ではない．

このように，「発熱」だけではスナップ診断はむずかしいが，その疾患に特徴的な病歴や身体所見の組み合わせが伴っているような場合であれば，スナップ診断はそれほどむずかしくはない．

一方で，原因がわからない発熱のことを「不明熱」と位置づけて，対応に難渋することがある．Peterdorfら[1]による古典的不明熱の定義は下記のとおりである．
1）発熱の持続期間が3週間以上
2）38.3℃以上の発熱が経過中に数回以上みられる
3）1週間の入院精査によっても原因不明

その後，時代の流れに沿って疾病構造も変化し，HIVに関連する不明熱なども出現してきたためDurackら[2]により，1991年に新しい分類が提唱されている．

・古典的不明熱：38.3℃以上の発熱が3週間以上持続，3回の外来受診，あるいは3日間の入院でも原因不明．

- 院内不明熱：入院時には感染症が存在しない．入院中に 38.3℃ 以上の発熱が数回出現．2 日間の培養検査も含め 3 日間の精査でも原因不明．
- 好中球減少性不明熱：好中球 500/μL 未満，または 1,000/μL 未満で数日中に 500/μL 未満になると予想される．38.3℃ 以上の発熱が数回認められる．2 日間の培養検査を含め，3 日間の精査でも原因不明．
- HIV 関連不明熱：HIV 感染者である．38.3℃ 以上の発熱が数回認められる．外来で 4 週間以上，入院で 3 日間以上持続する発熱がある．2 日間の培養検査を含め，3 日間の精査でも原因不明．

 鑑別診断のリストをつくろう

発熱の原因疾患は非常に多岐にわたる[3]．本項でそのすべてを網羅することはむずかしいので，代表的なものを示す（**表 1**）．

Common な疾患を押さえよう

1. 感冒（急性咽頭炎，急性上気道炎）　★★★
2. 肺炎（市中肺炎，誤嚥性肺炎）　★★★
3. 尿路感染症（腎盂腎炎）　★★★
4. ウイルス感染（ウイルスを特定できる場合とできない場合あり）　★★☆
5. 髄膜炎（無菌性・化膿性・結核性・薬剤性）　★☆☆

おそらく，「発熱」といって真っ先に思いつくのは，「風邪」，すなわち，「感冒」，「急性咽頭炎・急性上気道炎」と呼ばれるものである．また，「肺炎」や「髄膜炎」，「腎盂腎炎」などは付随する症状からもわかりやすく，検査によって明らかにすることができ，実際の患者数も多いと思われる．よって，これらは常に鑑別疾患として頭の中に置かれていると思われる．

表1 発熱の代表的な疾患

	高頻度	中頻度	低頻度
感染症	感染性心内膜炎 腹腔内/骨盤内膿瘍 腎/腎周囲膿瘍 粟粒結核,腎結核 結核性髄膜炎（腸チフス）	EBウイルス感染症 サイトメガロウイルス感染症 ネコひっかき病	慢性副鼻腔炎 脊椎骨髄炎 乳頭洞炎 根尖周囲膿瘍 トキソプラズマ感染症 Q熱 レプトスピラ感染症
腫瘍	悪性リンパ腫 腎がん	肝腫瘍 白血病 骨髄増殖性疾患 大腸がん	脳腫瘍 心房粘液腫 膵がん
膠原病	成人発症Still病 高安動脈炎（若年） 側頭動脈炎（高齢） リウマチ性多発筋痛症（高齢）	高齢発症関節リウマチ 全身性エリテマトーデス 顕微鏡的多発血管炎 結節性多発動脈炎（中高年） 偽痛風/痛風	Wegener肉芽腫 菊池病 家族性地中海熱 サルコイドーシス
その他	薬剤熱 アルコール性肝硬変	Crohn病 亜急性甲状腺炎	肺血栓塞栓症 深部静脈血栓症 周期性好中球減少症 視床下部機能障害 自己炎症症候群 詐病

［文献3）より引用，改変］

Don't miss 疾患を押さえよう

1. 敗血症　▲▲▲▲
2. 感染性心内膜炎　▲▲▲▲
3. 深部静脈血栓症・肺塞栓　▲▲▲▲
4. 急性胆管炎　▲▲▲▲
5. 急性副腎不全・亜急性甲状腺炎　▲▲▲▲

　臨床医は当然ながら見落としを恐れる．見落としたことが重大な局面を招くことを何とか避けたいと考えるのは当然のことである．その点で，予後不良となる疾患，後遺症を残す疾患をここでは考えるべきである．「発熱」を主訴に来院した患者で，見逃したくない疾患は，やはり細菌感染症である．敗血症・感

染性心内膜炎は,確実に除外できるときは除外するアプローチが重要であり,適切な血液培養採取などがカギとなる[4]. 敗血症の患者を考えるうえで,悪寒戦慄の有無は確実に問診しておきたい. 毛布を被るくらいの悪寒戦慄はその可能性を高める[5]. 見逃さないためには,安易な抗菌薬投与も避けなくてはならない. 胸痛や呼吸困難がメインであると思われる深部静脈血栓症・肺塞栓もまた,発熱だけで受診されることもあり,頭の片隅に置いておきたい. また,非特異的な症状が多く,決め手を欠くことが多い副腎不全や,風邪と誤診されやすい亜急性甲状腺炎は,忘れてしまいがちな疾患である.「腹痛を伴わない急性胆管炎はない」といわれる先生もおられるが,すでに急性胆管炎の診断基準[6]からも腹痛は外れている. 発熱だけでの診断はむずかしいが,急性胆管炎は見逃すと敗血症から播種性血管内凝固症候群(DIC)を引き起こすため,見逃したくない疾患といえる.

診断をつめていこう(表2, 3)

「発熱」が何を意味するのか確認する

先述したが患者にとっての「発熱」と医師にとっての「発熱」の間に解釈の違いがあることがある.

患者にとって,37.4℃は「発熱」であっても,病的な意義が少ない場合もある. その行き違いから,患者にとって不満足な診療となりうることもあるため,

表2 発熱の原因疾患の臨床像(key feature)

- 悪寒戦慄:敗血症を疑うキーワード!
- 頭痛:髄膜炎を疑う. 細菌性髄膜炎は内科 Emergency!
- 咳・痰:風邪でも起こるが肺炎を疑うきっかけ. 肺結核もわが国では考えるべき!
- 呼吸困難:肺炎を考えるが,肺塞栓も考える!
- 腹痛:腹痛だけに比べて,発熱のある腹痛は要注意である!
- 下痢:感染性腸炎を考えるきっかけ. ウイルス性・細菌性を判断する!
- 腰痛:腹痛と同じく,腰痛だけに比べて,発熱のある腰痛は要注意である!
- 関節痛:急性・慢性,単関節・多(寡)関節かをチェックする!関節痛か? 関節炎か?
- 皮疹:Fever and rash はむずかしい!でも,診断のきっかけになることも多い!
- 特徴となる身体所見:それぞれの疾患に特異的な所見の有無を評価することが重要!

表3 発熱患者への問診のポイント

問診事項	問診のポイント
発症様式	微熱なのか？ 高熱なのか？ ずっと高いのか，夕方だけ高いのか？ など
部位・分布	どこかほかに異常を感じる部位はないか？（患者にとって熱とは無関係と思っていることでも話してもらう．これが意外に関連していたりすることがある）
寛解・増悪因子	どういうときがよくて，どういうときがわるいのか？ 新しく処方された薬を内服し始めてから熱が出るなど，薬剤熱を起こしていたりすることはないか？
性状・程度	発熱以外の痛みや苦しみなどを確認する．症状が乏しい場合ほど，結核や感染性心内膜炎などを考慮する
随伴症状	頭痛，咽頭痛，咳・痰，関節痛，皮疹，悪寒戦慄，腹痛，下痢，腰痛や皮疹などを見つけ出すこと，聞き出すことが大切である
持続時間	発熱期間が短い場合には，自然軽快の可能性もあり，評価がむずかしい．敗血症などを考えなくてもよい病態ならば，熱型表を1週間つけてもらい，熱の出方や変化を評価することも1つのアプローチの仕方となる
年齢	高齢者は，免疫力が低下しており，感染症の発症や再燃，さらに所見が乏しい傾向にあることを知っておくべきである．社会活動や感染しやすいウイルスにも違いがあるはずである
性差・妊娠	男性では前立腺炎，副睾丸炎（精巣上体炎），女性では骨盤腹膜炎，子宮留膿腫，子宮外妊娠なども考えていく．尿路感染は，一般的に女性は単純性，男性では複雑性の傾向となる．正常妊娠なども見逃してはいけない
既往歴・危険因子	結核，B型・C型肝炎（肝硬変），糖尿病，慢性腎不全（血液透析），アトピー性皮膚炎の既往ならびに現在の治療歴は把握しておくべきである．過去の手術歴なども必ず確認すべきである．アトピー性皮膚炎では血流感染，糖尿病では免疫力低下，肝硬変の患者では特発性細菌性腹膜炎のリスクがある
家族歴	小さい子どもがいる家庭，周囲や家族内での流行疾患の有無を確認すべきである（伝染性紅斑，ヒトパルボウイルスB19，インフルエンザなどを考える）
嗜好	酒（アルコール性肝炎など），タバコ（COPD急性増悪など），温泉（レジオネラなど）を考える．薬物使用歴は，疑わしい場合には確認する
渡航歴・旅行歴	マラリア，デング熱，チクングニヤ熱，腸チフス，レプトスピラ症，糞線虫症，ウェストナイル熱などを考える．その検査法・診断法も理解すべきである

患者の解釈モデルをつかむことは，体温を測定し，バイタルサインをとることと同じくらい重要なプロセスである．鑑別疾患を論じるよりも前に，まずは解釈モデルを確認すべきである．

緊急対応を要する疾患をチェックする

バイタルサインをチェックし，全身状態が安定しているかどうかを確認する．このとき，臨床医は，「患者がぐったりしているのか，それとも，比較的元

気なのか」を見極めることが重要である．同じ感染症であっても，ウイルス感染症と細菌感染症では，これからの予後や転帰のみならず，治療方針もまったく異なるからである．「ぐったり感」は入院適応を決めるうえでも重要なポイントである（red flag sign）．その他，発熱に激しい腰痛が加わっていたり，激しい腹痛を伴っているもの，そして突然に起こった呼吸困難などは，椎間板炎や腹膜炎，急性胆管炎，深部静脈血栓症からの肺塞栓などを考えるきっかけになり，要注意である（red flag sign）．

患者背景をチェックする

　限られた診療時間の中でどこまでつかみきれるかはわからないが，「発熱＋α」のαの部分として，患者背景はできる限り把握すべきである．その中に診断につながるヒントが隠されていることもある．把握すべきこととして，職業（感染リスクのあるものかどうか），渡航歴（マラリア，デング熱，腸チフスなど），温泉旅行歴（レジオネラなど），性交渉（B型肝炎，HIV，梅毒など），妊娠の可能性，周囲の流行疾患（インフルエンザ，麻疹，風疹など），子どもがいれば子どもの間で流行している疾患（りんご病など），既往歴，手術歴，体内医療機器（ペースメーカー，中心静脈ポート，透析用シャントなど），新規開始薬剤の有無・内容（抗菌薬，NSAIDs，ステロイドなど），食事，アレルギー（アトピー性皮膚炎など），喫煙歴，飲酒歴などは確実に押さえておきたい．

薬物歴を確認する

　薬剤熱は，医師にとって盲点である．治療のためにと思って出した薬剤が発熱の原因になっているなど，よもや想像もしないからである．しかし，現実には，抗菌薬やNSAIDsなどで薬剤熱は起こっている．実例として，発熱に対して，おそらくウイルス感染症であるのに抗菌薬を投与することで，薬剤熱をきたし，投与中止により解熱したケースがあった．元々存在していた熱の原因がいつしか，薬剤熱にすり替わってしまうこともある．自分が処方した薬剤も含め，また，他科・他院で処方された薬剤，患者が薬局で購入し内服した薬剤，健康補助食品，漢方薬，サプリメントなどは，いつから使用しているのか，どれくらい飲んでいるのかを把握しておくべきである．

こころの状態をチェックする

　発熱のみの訴えで，その他の症状を伴わない場合には，うつ病やうつ状態，身体表現性障害である場合もある．なかには詐病，Münchhausen症候群といった場合もあり，「発熱」の診断推論は，こうした部分をも考えて対応する必要が時としてある．

▶CASE

症　例	68歳，男性．
現病歴	約2ヵ月前から週に3〜4回，午後になると悪寒が出現し，その後，38〜39℃の発熱があるというようなことを繰り返していた．市販の解熱薬やacetaminophenなどを内服すると発汗して解熱していた．1ヵ月前に，近医を受診．CRPなどの炎症反応があり，尿潜血陽性といわれた．5日間ペネム系抗菌薬を内服し，いったん解熱したが，中止後，再度発熱があり，抗菌薬の内服を再開した．10日間服用したところ，服用中は解熱傾向であった．1週間前に右側腹部〜腰背部痛が寝返りや呼吸の際にあり，他院で腹部エコーの検査を行ったが異常なかった．前日，友人にマクロライド系抗菌薬をもらい服用したところ解熱傾向あり．発熱が持続するため紹介来院となった．
既往歴	糖尿病，高血圧，高脂血症．歯科治療の既往なし．
内服薬	pioglitazone, rosuvastatin, candesartan, sitagliptin, acetaminophen.
陰性症状	咽頭痛，咳・痰，嘔気・嘔吐，腹痛・下痢，頸部痛，排尿時痛，残尿感，排尿困難，関節痛，皮疹なし．
陽性症状	頻尿（1ヵ月前から夜間に2回）あり，発熱時拍動性頭痛あり，肩凝りあり，体重減少あり：62 kg→57 kg（2ヵ月）．
身体所見	BP：126/84 mmHg，HR：86/分，RR：15回/分，SpO$_2$：96%（room air）．
眼瞼結膜	貧血なし，眼球結膜：黄疸なし，頸部リンパ節腫脹なし，咽頭発赤なし，扁桃腺炎なし，心音：収縮期雑音あり（Levine：II/VI），呼吸音：ラ音なし，腹部：平坦かつ軟，圧痛なし，筋性防御なし，McBurney's point：圧痛なし，下肢：浮腫なし，項部硬直なし，脊柱叩打痛なし．

 ## さらに検査でつめていこう

　診断を確定するためには，検査の力も借りなくてはいけない．ただし，検査が診断の決め手となる場合と，参考程度にしかならない場合があることを留意

しなくてはならない．よって，何が何だかわからないから，とりあえず検査を提出して陽性項目から診断を考えるといった絨毯爆撃的アプローチは，決してよい方法とはいえない[7]．検査前確率を考えるためには，まず鑑別診断があり，その鑑別を進めるために検査があるわけであるから，本当にオーダーすべき検査はそれほど多くないはずである．

「発熱」を主訴とした患者にルーチンに行う検査としては，血算・生化学一般・赤沈・CRP・尿検査・尿培養・血液培養・胸部単純X線像があげられる．これに何を加えるかは，鑑別診断や検査前確率によって，随分異なってくる．肺炎を考えるのか，肺結核を考えるのか，感染性心内膜炎を考えるのか，全身性エリテマトーデス（SLE）を考えるのか．「発熱」だけでそれ以外の評価があるともないとも決断を下していなければ，血培もとって，抗核抗体も抗ds-DNA抗体も抗Sm抗体もとって，となってしまうであろう．こんなときには，なぜか，P-ANCAもC-ANCAも，そして抗SS-A抗体や抗SS-B抗体，さらには肝炎ウイルスまで全部とる，といったオーダーになっていることをみかけることがある．

診断を確定するための検査であるとしても，あらかじめ診断をつめておいてから確認のために検査を行う姿勢が肝要である．

▶ CASE

マネジメント　　外来で抗菌薬を中止して行った血液培養，計6セットすべてからグラム陽性球菌が検出された．持続血流感染を伴う感染性心内膜炎の疑いでvancomycin 1 gを12時間おきに投与で治療を開始した．胸腹骨盤部CT，頭部MRIでは明らかな塞栓症状はなく，膿瘍形成も認めなかった．経胸壁心エコー，経食道心エコーはⅢ°MR，疣贅を認めた．起因菌は*Streptococcus gordonii*（mutans group）と同定された．
臨床経過は順調で，自覚症状なく心不全徴候も認めなかったため，4週間の抗菌薬治療を行って退院とした．
⇒中途半端に抗菌薬を使用することにより，partially treatedの状態になっていた患者である．適切な血液培養を評価するために，抗菌薬をやめる勇気がないと，いつまでも診断がつかず，完治にも持ち込むことができないことがある．後からみればではあるが，やはり一番最初にみた医師が，どこまで発熱の診断にこだわるかで，患者の予後は左右されると思われる．

▶ from Professional

まずは基本を押さえよ

　研修医や後期研修医に抗菌薬が先行投与されていない細菌感染症を疑う患者さんを受け持たせて，適切なタイミングで血液培養や尿培養，喀痰培養の検体をとるように教育しています．そして，数日後，培養結果が返ってきたときのその感動のしかたは並みじゃないです．そして，その次のステップである de-escalation がとても簡単になり，治療効果を目の当たりにすることで彼らはいかに基本が大切かを知ることになります．胃がんの患者さんにがん細胞の種類も考えずに抗がん薬をなんでもいいから投与すれば，というお医者さんはいません．感染症も同じです．感染症のみならず，熱の患者さんへの対応方法も同じです．まずは，鑑別診断を考え，その患者さんにおける検査前確率をきちんと評価して，検査の感度と特異度をきちんと知ったうえで評価する．自分のわからない熱の患者さんを，不明熱として簡単に不明で終わらせるのではなく，基本に忠実に対応していくことで少しづつ紐解いていくことが患者さんのためになると信じています．

まとめ

 クリニカルパール

- 風邪から感染性心内膜炎まで，幅広く疾患を念頭に置いた日常診療を心がけよう．
- 患者の状態を見抜く，ききぬく，感じぬく姿勢と視線，さらに疾患への謙虚さ，患者への謙虚さが適切な診断につながる．
- 検査はあくまでも補助診断であり，検査結果に振り回されないような診療を進めるべきである．
- 安易な抗菌薬投与は適切な診断を妨げることを理解すべきである．

発熱の原因疾患の臨床像

▶ **感染性心内膜炎**
　発熱以外の症状が乏しい．Osler結節，Janeway lesion，爪下出血などDuke診断基準にある所見を探す．

▶ **腎盂腎炎**
　発熱に加えて腰痛や排尿時痛，混濁尿を訴えて来院される．安易な抗菌薬投与により，所見が消えてしまい尿培養や血液培養で起因菌検索ができなくなることもしばしばある．ESBLなどの耐性菌も増えてきており，適切な抗菌薬治療が必要である．

▶ **結核（粟粒結核，肺結核，結核性髄膜炎）**
　肺結核は咳や血痰などが現れれば診断はむずかしくないが，粟粒結核の診断は骨髄生検や肝生検などが必要になる場合もありとても大変である．抗菌薬が効かない熱の持続のときには真っ先に考えておかなくてはいけない．

▶ **悪性リンパ腫**
　結核同様，抗菌薬が効かない熱の代表格である．いつでも大きなリンパ節が触れるわけでもなく，適切なタイミングでのリンパ節生検が診断には肝要である．

▶ **成人発症Still病（AOSD）**
　教科書的にはなじみのある疾患ではあるが，どういうときに疑うのかがむずかしい．発熱とともに出るといわれるサーモンピンク疹もなかなか確実にとらえることがむずかしい．フェリチンの異常高値が診断の可能性を高める．

▶ **側頭動脈炎（高齢），リウマチ性多発筋痛症**
　主として，こめかみあたりの拍動性頭痛や肩関節周囲，股関節周囲の痛みで発症するが，発熱を伴っていることも多い．感冒ともウイルス感染とも間違われやすい．バンザイできないことなどが指標にもなる．治療はステロイドが必要になる．

▶ **薬剤熱**
　抗菌薬，NSAIDsなどが誘因となって熱をきたしている状態である．比較的元気なのが，特徴である．薬をやめれば改善するため，不必要な薬を見定めることが重要である．

▶ **EBウイルス感染症，サイトメガロウイルス感染症**
　伝染性単核球症となって現れれば異型リンパ球の存在を確認することになる．多くは，交際相手とのキスなどがきっかけになっていることもあり，問診がカギを握っている．

▶ **ネコひっかき病**
　文字どおり，ネコにひっかかれたかどうかではあるが，なかなか治療に難渋することが多い．バルトネラ感染症，パスツレラ感染症に対する適切な知識と抗菌薬選択が重要である．

発熱の原因疾患の臨床像

▶ 関節リウマチ
　左右対称性の関節炎症状の存在が診断のカギにはなるが，いつでも典型的に症状が現れるとは限らない．関節エコーでの評価が簡便になってきている．

▶ 全身性エリテマトーデス（SLE）
　発熱に蝶形紅斑や円盤状紅斑，胸水貯留などがあれば診断は容易である．しかし，一時期のある瞬間にいくつもの所見がそろうことはあまりない．抗核抗体が陰性であれば99％は否定できるといわれている．

▶ 偽痛風/痛風
　単なる足の親指の痛みの病気と考えている人も多いが，結構な高熱を伴うことがある．しかも偽痛風はなぜか，入院中に突然の発熱をきたすことが多い．熱が出ているときに関節をみる習慣がないと診断にたどりつかない．確定診断は関節穿刺を行って結晶の貪食像を確認するか，結晶分析に提出することで評価する．

▶ 亜急性甲状腺炎
　のどの痛みという患者の訴えから，風邪とよく間違われていることがある．甲状腺を意識した診療を心がけていないと見落とすことになる．初期評価の血液検査にTSH, fT_3, fT_4を加えることができるかどうかに関わっている．

▶ 菊池・藤本病
　壊死性リンパ節炎のことであるが，結構，高熱が出るし，リンパ節の痛みも強い．なんだか，風邪とは違うな，という印象をもつ中で対応をすることになる．診断はリンパ節生検で確定する．抗菌薬はもちろん効かない．

▶ 肺塞栓症，深部静脈血栓症
　疾患イメージとして熱がでるとはおよそ思われていない病気である．呼吸困難や下肢の浮腫はきわめて重要な所見ではあるが，疑ってかからないとまずは診断にたどりつかない．
　Dダイマーが陰性であれば，ほぼ除外できる．深部静脈血栓症には下肢静脈エコー，肺塞栓症には胸部造影CTで診断する必要がある（造影リスクの評価も求められる）．

▶ 詐病
　何かの目的があって，熱があることを訴えるが鑑別診断が残らない．適切な検査を行っているにもかかわらず診断に結びつかないときに考える病態である．

文献

1) Petersdorf RG, Beeson PB：Fever of unexplained origin：report of 100 cases. Medicine (Baltimore) **40**：1-30, 1961
2) Durack D, Street A：Fever of unknown origin：reexamined and redefined. Curr Clin Top Infect Dis **11**：35-51, 1991
3) 野口善令, 横江正道：この1冊で極める不明熱の診断学, 文光堂, 東京, 2012
4) Coburn B, et al：Does this adult patient with suspected bacteremia require blood cultures? JAMA **308** (5)：502-511, 2012, Review. Erratum in：JAMA **309** (4)：343, 2013
5) Tokuda Y, et al：A simple prediction algorithm for bacteraemia in patients with acute febrile illness. QJM **98** (11)：813-820, 2005
6) Kiriyama S, et al：TG13 guidelines for diagnosis and severity grading of acute cholangitis (with videos). J Hepatobiliary Pancreat Sci **20** (1)：24-34, 2013
7) 野口善令：どうしてこの検査やってない症候群. medicina **48** (9)：1526-1529, 2011

08　めまい

めまいが急に出ました

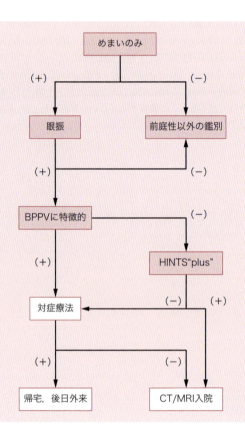

　めまいを訴えて外来を受診する患者は全体の2～5％程度を占めるとされ，比較的頻度の高い愁訴の1つである．しかしながら，めまいの原因は多岐にわたり，脳血管障害や聴神経腫瘍・消化管出血などの生命・機能予後を左右する疾患が含まれていること，嘔吐などの随伴症状が激しかったり，長期に持続し治りにくいこともしばしば見受けられることなどから，ときとしてめまい診療は

多忙を極める外来の時間を圧迫する原因となることがある．めまいは一目瞭然の身体所見に乏しく，スナップ診断を行うことは困難であるが，めまい患者の75%は病歴と身体診察だけで診断できるといわれている[1]．焦点を絞って丁寧な問診と正確な身体診察をとることにより，特徴的な病歴や特異度の高い眼振に気付くことができ，早期に診断へ到達することが可能となるかもしれない．そのためにも体系的なアプローチを身につけることは不可欠である．

Dizzinessと下位分類について

患者の主訴が「めまい」であっても，その言葉が指す症状は多岐にわたりそれぞれを呈する病態も異なる．代表的なものを以下にあげる．

- vertigo：狭義のめまいで日本語で「めまい」というと医学的にはこれを指す場合が多い．一般的には回転性の景色が回る感じを訴える．その他景色が揺らぐ感じなどということもあり必ずしも回転性ではない．原因として前庭障害が多い．
- presyncope：気を失いそうになる感じを指し，目の前が真っ暗になるなどと訴えることもある．多くは脳血流の不足による．
- disequilibrium：歩行時のふらつきやまっすぐ歩けないなどという訴えとなる．主に立位で生じ，症状が強くなると座位でも生じる．中枢神経疾患や末梢神経の深部感覚障害などで生じることが多い．身体所見上の歩行障害や深部感覚障害が手掛かりとなる．
- nonspecific dizziness：めまいの性状は患者本人もうまく表現できないことが多く，明確に分類できないこともある．そのためこのような分類が用いられることがあり，一般的には心因性のめまいに多いとされる．しかしながら，心因性のめまいという分類も多岐にわたり，分類不能なめまいが心因性めまいを示唆する必要条件でも十分条件でもないことは留意されたい．また，低血糖発作などでも非特異的なめまい症状を訴えることがあり，身体疾患によるめまいでもはっきりしないめまい感を訴えることがある．

患者の訴えが上記のどれに該当するのかはあまり正確でないとする報告もあるが，本項ではvertigoについて記載する．

鑑別診断のリストをつくろう

めまいの鑑別において重要な背景知識は疾患頻度である．それはセッティングによって異なることが知られており，自分の従事している診療セッティングにおいて事前確率の見積もりを必ず知っておかねばならない．

めまいの原因は病態生理別に，①前庭障害，②脳幹・小脳の障害，③末梢神経障害，④聴神経腫瘍，さらに，⑤複合型感覚障害，⑥心因性と分類され，これらのどれに該当するのかを考えることが診断の決め手となる．

Commonな疾患を押さえよう

1. 内耳疾患（末梢性）（35〜55％） ★★★
2. うつ状態，不安障害 ★★☆

プライマリ・ケアの一般外来でもっとも頻度の高い疾患は内耳疾患（末梢性）であり，全体の35〜55％程度を占める．なかでも良性発作性頭位変換性めまい症（benign paroxysmal postural vertigo：BPPV）はもっとも有病率が高く，それを正確に診断・除外することがめまい診療において重要となる．次に高頻度なのは精神・心理的原因によるもので，うつ状態や不安障害が多いとされる．精神・心理的原因によるめまいは認知度がまだ低く，診断困難となることも多いため，一般内科医としては忘れずアプローチするようにしたい

Don't miss疾患を押さえよう

1. 脳血管障害 ⚠⚠⚠
2. 起立性低血圧 ⚠⚠⚠
3. 聴神経腫瘍 ⚠⚠⚠

見逃してはならない疾患を想起することにより重症化を予見し，高次機能病院への搬送を迅速に行うために，まれではあっても必ず除外するようにしたい．

めまいにおいて見逃しを防ぎたい疾患は脳血管障害による中枢性めまい，急性の循環血漿量の低下による起立性低血圧，聴神経腫瘍があげられる．とくにめまいを主訴に受診し，最終的に脳血管障害が原因であった患者の35％が初診

時の外来で診断されなかったという報告[2]にあるように，発症初期の診断はむずかしい．

診断をつめていこう

前述したように，めまい診療で主たる役割を担うのは問診と身体診察である．そこでいかに common な疾患の可能性をあげられるか，見逃しを防ぎたい疾患の除外を行えるかが重要となる．

問　診

ここではまず重要な問診項目を BPPV に焦点を当てながら，半構造化質問（provocation（P）：誘因，quality（Q）：性状，related symptom（R）：関連症状，severity（S）：重症度，temporal factors（T）：時間的要素）に沿って述べる．

1）**誘因**：ほとんどのめまいは体動で悪化するが，一概に体動といってもさまざまな要素を含んでいるため，どのような動かし方で増悪するかを丁寧に聴取する．BPPV はさまざまな頭位変換を伴う動作が誘因となり，「寝返りでの増悪」は体位変換を伴わない頭位変換動作であるため BPPV に特徴的な病歴となる．逆にベッドから起き上がるときも BPPV が増悪することもあるが，このときは体位変換の要素を伴うため，pre-syncope（起立性低血圧や血管迷走神経反射）の誘因ともなることに注意する．この場合，血管迷走神経反射が一定期間立位や座位を続けた後に症状が起きやすいのに対し，体位変換直後に症状が起きることは循環血漿量の低下をより強く示唆する．増悪因子がまったくなく，安静臥位でめまいが起きたと訴える場合，不整脈や脳血管障害の可能性が示唆される．一方で座位や立位，とくに歩行時のみのめまいを訴えるときは，亜急性連合性脊髄変性症などの深部感覚障害による失調を考えなければならない．

2）**性状**：患者が「周囲がぐるぐる回る感じ」と訴える場合は回転性めまいであることが考えられ，原因は内耳疾患によることが多い．ただ，10％程度は中枢性めまいのこともあるとされ，注意が必要である．その他，急性出血に伴うめまいの場合，一過性のふわふわした感じや血の気が引く感じという非回転

性の性状がポイントとなる[3]．「まっすぐ歩けない」，「ふわふわした感じ」という訴えでは深部感覚障害を想起する．

　3）関連症状：BPPV は蝸牛症状を伴わないため，耳鳴・難聴を伴うときには Ménière 病や突発性難聴を疑う．また起立性低血圧や血管迷走神経反射では顔面の熱い感じや冷汗，嘔気，眼前暗黒感を伴うことがある．循環血漿量低下をきたす消化性潰瘍や腹部大動脈瘤破裂などでは，先行する腹痛があるかもしれない．

　頭痛や神経症状を伴った場合は脳血管障害が疑われるため，内耳神経の血行支配が近接した部位の神経障害（複視，嚥下障害，呂律障害，片側のしびれや感覚障害，片麻痺脳）を認めるときにはとくに注意する．聴神経腫瘍においては初期から聴力障害をきたすことはまれであるため，聴力低下がなくても否定できないことに注意する．その他，動悸や失神を伴うときは不整脈を疑う．

　4）重症度：悪心や嘔吐を伴い，目を開けていられないほどの激しい症状は末梢性めまいの場合が多いとされるが，症状の強さだけでは中枢性めまいと鑑別することはむずかしい．

　5）時間的要素：BPPV の特徴は，1 回の発作が数分以内で治まることである．このとき，めまいの後の吐き気を含めて「数十分持続する」と答えたり，数日間の増悪・寛解を含めて「数日間持続する」と答えたりすることもあるので，1 回のめまいの持続時間を正確に聴取するようにする．その他，早朝が悪く，午後に改善するという日内変動があることも手掛かりとなる（matutinal vertigo）[4]．BPPV の予後は良好で，数週間で自然軽快するが，再発することも少なくない．

　このような詳細な問診でもめまいが持続すると答える場合は，いったん BPPV から離れて他の鑑別を検討する習慣をつけておきたい．

　以上の病歴のうち，国内では Noda ら[5]が，「寝返りで誘発される」，「持続時間が 2 分以内の」，「回転性めまい」という 3 つの病歴が有用であり，これらの BPPV に対するオッズ比は，それぞれ 16，3.7，8.5 であったと報告している．すなわち，3 つの情報すべてに該当するときには BPPV である可能性がきわめて高くなる．時間の制約が厳しい一般外来では半構造化質問で網羅的に情報を集める余裕がないので，これらの病歴がすべて当てはまればすぐに身体診察に移ることも十分可能かもしれない．

身体診察

ここでは主に眼振について解説する．

1）眼振検査：眼振検査はめまい診療において重要であり，一般医も習得しておくことが望ましい．このとき，末梢性の眼振は注視抑制がかかるため，Frenzel眼鏡などを使用し，固視をさせずに観察することを心掛ける．逆に注視抑制がかからず固視しても明らかな眼振は中枢性を疑う．また，垂直性眼振は中枢性めまいを強く疑う所見である．

BPPVの可能性が高いと考えられたら，頭位変換眼振の観察を行う．BPPVの大部分を占める後半規管型のBPPVに対して有用なのがDix-Hallpikeテストである．開眼のまま，座位から右向きまたは左向き懸垂頭位（水平面から45度側方・下方へ頭部を垂れ下げた状態）にするときの眼振を観察する．そのとき，短い潜時をおいて，純回旋性または水平回旋混合性の眼振が出現する．後半規管型のBPPVであれば，患側耳が地面に近くなる懸垂頭位で，地面方向（向地性）の眼振・めまいが出現する．その特徴として短時間（20〜40秒間）で消失し（減衰），頭位変換を繰り返すと，慣れの現象により眼振とめまいが次第に出現しなくなることがあげられる．潜時は多くの患者で5〜20秒程度とされるが，1分程度となった患者も報告されており，懸垂頭位は少し長めに保持する．BPPVでは懸垂頭位から座位に戻したときに反対方向の眼振が観察されるので，忘れずに確認する．

一般外来においてBPPVに対するDix-Hallpikeテストの陽性尤度比は3.17，陰性尤度比は0.28と報告されている[6]．さらに，そのまま耳石再置換術であるEpley法につなげられるので，BPPVを疑ったときに必須の手技と思われる．Epley法は簡便なうえ，number needed to treat（NNT）が2とする報告もあるほど有効性の高い手技であるので，これも習得するようにしたい[7]．

外側（水平）半規管型のBPPVで半規管結石型は，臥位頭位変換時の水平性下向き（向地性）眼振を認めるが，外側半規管型BPPVの30％程度はクプラ結石型といわれており，このときは水平上向き（空向き）眼振が観察されるため，どちらが患側かの判断はむずかしい．その他，前庭神経炎であれば，非注視時に一方向性の水平または回旋性眼振を認め，固視で抑制される．中枢性病変では，注視方向性，垂直性，水平性などさまざまな眼振を認め，固視で抑制されない．

2）その他の身体所見：循環血漿量減少を考えたときの身体所見ではvital signが重要であり，頻脈や拡張期血圧の上昇に続いて収縮期血圧の低下をきたす．また，shock index（脈拍数/収縮期血圧で得られる値で急性出血性ショックの重症度を表す．正常は0.5～0.7で高くなるほど重症）も有用な指標として用いられる．これらが正常でも起立性低血圧が強く疑われる場合は起立試験を行う（臥位から立位になって収縮期血圧の20 mmHg以上の低下や30回/分以上の心拍数の上昇があるときに循環血漿量の低下が疑われる）．

小脳梗塞では神経障害がないかを注意深くチェックするが，異常所見が軽微で身体診察ではピックアップできないことや，感覚低下など自覚症状がなく身体所見でしかわからないこともあるため，注意深い問診と丁寧な身体所見の双方が重要となる．また，小脳虫部障害における脳梗塞では起立歩行障害（体幹失調）が唯一の鑑別点であることがあるため，診察室退出時に歩行障害の有無を確認することを忘れない[8]．

HINTS

1）Head-Impulse
2）Nystagmus
3）Test of Skew

の3ステップの文字をとってHINTSと呼ばれるベッドサイドアプローチについて解説する．

1）Head-Impulse

患者に正面を固視してもらったまま顔を素早く10～15度傾けたときに，正常（陰性）ならば眼位が正面を固視したまま動かない（つまり側方視になる）のに対し，前庭神経障害がある（陽性）と眼位が流れて遅れて寄ってくる現症である．つまり陰性であれば前庭神経障害がある可能性があり，陽性なら中枢性の可能性を示唆する．回旋させた状態から正中に戻す手技をreversed head-impuls testと呼び頸椎に問題がある患者はこちらのほうが施行しやすい．

しかしながら，一般外来でもっとも頻度の高いBPPVは陰性となり中枢性とかわりがないためHINTSの前にBPPVを適切に除外できていることが重要となる．

2）Nystagmus

眼振が一方向性ならば末梢性を示唆し，垂直方向性・交代性の眼振などは中枢性を示唆する．

3）Test of Skew

中枢性では垂直方向性の眼球偏位が起こる可能性があり，その補正をするために頭位が傾いていることがある．

上記3つがすべて良性パターンであれば中枢性病変が否定できるとの報告がある．初回の報告は非常に高い精度（感度100％，特異度96％）であったが外的妥当性の研究ではそれほどではないとの報告[9]もあり，また検者の手技に対する熟達度にも影響を受けるため絶対的な指標とせずに手掛かりの1つとするのが望ましい．

恐怖性姿勢めまい（PPV）

PPVは短時間の発作性のめまいやふらつきが，起立時や歩行時に繰り返し生じる疾患で，それを回避するために日常生活が強く制限されることが特徴である．年単位の慢性的なめまいとなりやすく，日によって差があることも多い．発症には，BPPVや前庭神経炎などの器質的疾患や，強いストレスをきっかけとすることが多く，不安障害，うつ病，強迫性障害，身体表現性障害などが基盤にみられることもある．

欧米のめまい専門外来では，めまいの原因として2～3番目に多い高頻度疾患とされているが，わが国ではPPVの認知度が低く，適切な診断がなされていないことが多い．緊急的処置が必要な疾患ではないが，診断が遅れると発作の再燃を恐れて，日常生活が著しく損なわれてしまう．とくに高齢者では，日常生活の制限により自律神経系や筋骨格系の機能が低下し，ADLがさらに障害されるという悪循環に陥り，車いすや寝たきりの生活になってしまうこともある（deconditioning）．また，PPV患者を長期間追跡した研究では，発症年齢にかかわらず，診断確定までの期間が長いほど症状の改善率が低く，再発率も上昇すると報告されており[10]，治療と予後の改善のためにも早期診断が重要である．治療でもっとも大切なのは，本人に病態をよく説明することであり，日常生活の制限を取り去り，積極的に体を動かすよう指導するだけで72％の患者は治癒するとの報告もある[11]．

▶ CASE

症　例	72歳，女性．
主　訴	めまい．
現病歴	当科受診1年前にめまいが出現し，BPPVの診断で近医に入院した．10日後の退院時にはめまいは軽減し独歩退院したが，その後も消失することはなく，徐々に杖歩行となった．当科初診時，血液・画像検査でも異常は指摘されなかった．めまいは数分以内に治まる．
P	起立，寝返りで誘発される．
Q	体がふらつく感じ．
R	階段の昇降は手すりにつかまるが，脱力感はない．立位・座位でふらつきなし．
S	転倒を恐れ，徐々に外出を避けるようになってきた．
T	日によって差はあるが，1年前から横ばい．日内変動はなし．

　持続時間が数分以内で，寝返りで誘発されるめまいであることから，BPPVが考えられた．しかし，本症例では1年間症状が持続しており，通常は数週間で軽快するとされるBPPVとして典型的ではない．さらに，BPPVによるめまいで杖歩行となることは一般的ではなく，症状に比してADLが徐々に障害されているのが合致しない．また，日内変動（慣れの現象）がないことがBPPVとしては非典型的であり，その他の疾患も鑑別すべきである．外出を避けたり杖歩行となっている理由としては，初期の強いめまい発作に対する恐怖から過剰な防衛行動をとっているものと考えられた．さらに，1年間横ばいの経過であることを考えると心因性めまいが疑われた．

　心因性めまいとしてはパニック発作も代表的な鑑別であるが，本症例は，特徴的な冷汗や動悸，胸痛などが認められず1日持続している点から否定的である．

　本症例では，急性のめまい（BPPV）をきっかけとして，体動時にのみ反復する短時間のめまいが生じていることから，心因性めまいの中でも恐怖性姿勢めまい（phobic postural vertigo：PPV）がもっとも考えられた．PPVでは，恐怖心から体位変換を伴う身体診察に強い抵抗を示す例が多いため，この点にも注意を払いながら，眼振，失調などの神経学的異常所見がないことを確認する．

さらに検査でつめていこう

　中枢性のめまいを疑った場合は頭部CTやMRIで脳出血や脳梗塞を積極的に評価していく必要がある．脳梗塞の完全な除外は病歴と身体所見のみではむずかしいため血管リスクの高い患者は検査の閾値を低く設定することも考慮する（**表1**）[12]．Wallenberg症候群など脳幹梗塞は発症早期にはMRIでも異常を呈さない場合があるため画像のみで判断しないことも重要である[13]．

　また，聴力検査は聴力低下を自覚していない患者もいることから有用であることがあるほか，聴力低下のパターンから診断に近づけるケース（Ménière病など）もあるため施行を検討するとよい．

表1　脳卒中に関連する因子

因子	オッズ比（95% CI）
年齢	1.04（1.00〜1.07）
冠動脈疾患	3.33（1.06〜10.5）
脂質代謝異常	3.62（1.24〜10.6）
高血圧	4.91（1.46〜16.5）
タンデム歩行	3.13（1.10〜8.89）
医師の事前確率	18.8（4.72〜74.5）

［文献12）より改変，引用］

▶CASE

身体診察　注視・非注視眼振：なし．
　　Dix-Hallpikeテスト：眼振は認めなかったが，本手技に強い抵抗を示した．
　　　神経所見は特記すべき異常はなし，片足立ちも可能だが，周囲に介助者がいないとすぐに物につかまった．
　　　⇒身体診察も前述の仮説を支持する所見であり，PPVと診断した．

マネジメント　病態を説明して安心させると，1週間後にはめまいの程度は当科初診時の半分に改善し，支持的な対応を継続した結果，2ヵ月後の再診時にはめまいはほぼ消失していた．

▶ from Professional

原点回帰

　社会学の巨人 Max Weber は 1919 年に，第一次世界大戦後の混沌におけるドイツにおいて壮大な話に飛びつく若者を前に「自己を滅して専心すべき仕事を，自分がどんな人間であるかを「体験」で示してやるための手段と思っているような人は学問の世界では間違いなくなんら「個性」ある人ではない」とその弱さを批判したのです．

　昨今総合診療が脚光を浴び，劇的な診断困難例の解決などが注目されていますが，診断能力ばかりが重要なわけではありません．日々の診療はもっと泥臭いコモンディジーズの連続です．また，最先端の画像や血液検査を用いればひとまず診断がつく，というものでもありません．画像や血液検査では診断のつかない症例は数多いし，「検査で異常がなくてよかったですね」で終わらせられては患者のニーズは満たされないでしょう．そこで忘れてはならないのは問診と身体所見を重要視し，bio-phyco-social モデルに思いを馳せた診療なのではないでしょうか．それこそがわれわれ総合診療医の「原点」なのです．

まとめ

クリニカルパール

・めまいの診断にもっとも重要なのは問診と身体所見であり，BPPV では「寝返りでの誘発」，「数分以内の改善」，「回転性めまい」が重要な要素となる．
・精神・心因性疾患がめまいの原因となることもある．

めまいの原因疾患の臨床像

▶ 良性発作性頭位変換性めまい症（BPPV）
短時間持続し，頭位変換，とくに寝返りで誘発される発作性の回転性めまいが特徴で，聴覚障害はない．

▶ Ménière 病
耳鳴，片側の聴力低下，耳の閉塞感を伴う，発作性で数時間～数日続くめまいを反復する．

▶ 突発性難聴
聴力低下が主たる訴えだが，半数程度は持続性のめまいを自覚し，耳鳴を伴うこともある．発症時期が明確であることが診断の決め手となる．

▶ 聴神経腫瘍
緩徐進行性の耳鳴と聴力低下を認め，回転性めまいも呈することがある．顔面感覚異常や角膜反射の消失がみられることがある．

▶ 脳血管障害
後下小脳動脈や前下小脳動脈の塞栓の際に生じる．動脈硬化症のリスク因子をもっている患者に多い．Romberg 試験が陽性となり，指鼻試験も拙劣となる．

▶ 起立性低血圧
立ち上がったときのみ症状が得られる．起立の際の脈拍増加，血圧低下が診断の手助けとなる．ときとして失神を伴うことも多い．

▶ 亜急性連合性脊髄変性症
筋力低下や知覚異常から始まり，下肢の運動失調となる．振動覚や位置覚などの深部感覚低下に加え，精神状態の変化も認めることがある．

▶ アルコール性小脳失調
下肢の運動失調が特徴的で上肢の失調や会話，眼球運動の障害は目立たない．

文 献

1) Hoffman RM, et al：Evaluating dizziness. Am J Med **107**（5）：468-478, 1999
2) Kerver KA, et al：Stroke among patients with dizziness, vertigo and imbalance in the emergency department：a population-based study. Stroke **37**（10）：2484-2487, 2006
3) McGee S, et al：Is this patient hypovolemic? JAMA **281**（11）：1022-1029, 1999
4) Froehling DA, et al：The rational clinical examination：Does this dizzy patient have a serious form of vertigo? JAMA **271**（5）：385-388, 1994
5) Noda K, et al：Predictors for benign paroxysmal positional vertigo with positive Dix-Hallpike test. Int J Gen Med **4**：809-814, 2011
6) Halker RB, et al：Establishing a diagnosis of benign paroxysmal positional vertigo through the dix-hallpike and side-lying maneuvers：a critically appraised topic. Neurologist **14**（3）：201-204, 2008
7) White J, et al：Canalith repositioning for benign paroxysmal positional vertigo. Otol Neurotol **26**（4）：704-710, 2005
8) Nelson JA, Viirre E：The clinical differentiation of cerebellar infarction from common vertigo syndrome. West J Emerg Med **10**（4）：273-277, 2009
9) Kattah JC, et al：HINTS to diagnose stroke in the acute vestibular syndrome：three-step bedside oculomotor examination more sensitive than early MRI diffusion-weighted imaging. Stroke **40**（11）：3504-3510, 2009
10) Huppert D, et al：Phobic postural vertigo-a long-term follow-up (5 to 15 years) of 106 patients. J Neurol **252**（5）：564-569, 2005
11) Pollak L, et al：Phobic postural vertigo：a new proposed entity. Isr Med Assoc J **5**（10）：720-723, 2003
12) Chase M, et al：A prospective pilot study of predictors of acute stroke in emergency department patients with dizziness. Mayo Clin Proc **89**（2）：173-180, 2014
13) Saber Tehrani AS, et al：Small strokes causing severe vertigo：frequency of false-negative MRIs and nonlacunar mechanisms. Neurology **83**（2）：169-173, 2014

09 失神

ちょっと寝ちゃっただけ（?）

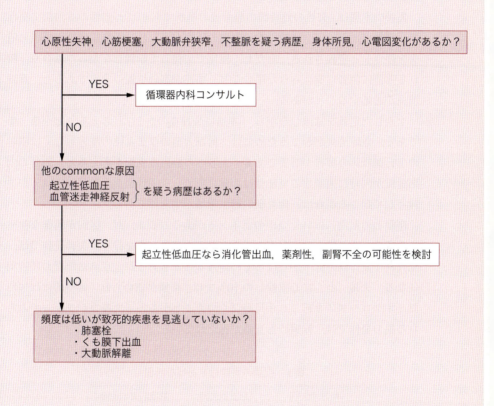

　失神の鑑別疾患は，幅広く，多岐にわたる．また，その中には緊急性のある疾患も多く含まれているため，失神を考えるうえで，良性の疾患と，緊急性のある疾患があるということを常に念頭に置くことは肝要である．高齢化が進

み，polypharmacyの問題が叫ばれる中，薬剤性の失神も増えている．失神の診療では，詳細な病歴聴取が，緊急性のある失神の発見，さらには具体的な診断につながることが多い．

失神の定義と分類

痙攣やdrop attackなど，失神と似た症状があるため，まず失神の定義を正確に理解しておく必要がある．

失神の本態は，突然の短時間の脳血流の遮断であり，「一過性の意識消失発作で，自然に，かつ完全に速やかに意識の回復がみられ，姿勢維持筋肉緊張の消失を伴う」と定義される．ただし，座位で失神して転倒しなかった場合や，倒れる寸前に他者に支えられた場合など，頭部が高い位置のままであると，意識消失が遷延することがある．

上述した定義を意識しながら，「本当に失神なのか？」と考えることが第一歩である．意識消失が起こるためには，両側大脳のびまん性の障害もしくは脳幹の上行網様体の障害が必要である．大脳への脳血流支配を考えると，両側の内頸動脈が同時に閉塞する可能性は非常に低く，一過性脳虚血発作（TIA）が失神として起こる場合は，椎骨脳底動脈領域が病変部である．

痙攣との鑑別にはいくつかのポイントがある（表1）が，区別が困難なケースも多く，その場合は，双方を考えながらアプローチを行う．失神発作では，発作終了後に筋力低下がしばらくの間残ることもあるが，意識はただちに清明になる．失神（とくに心原性）の10%では，痙攣が認められ，典型的には短時間ミオクローヌスを起こし手足がぴくつくことが多い．ナルコレプシーでみられる脱力発作では，転倒時も意識が保たれている．

表1 痙攣の可能性をあげる病歴

意識消失前	意識消失時	意識消失中〜後
ストレスがある 既視感 幻覚 うわの空 手足や身体の震え	頭を一定方向に向ける 変な姿勢 チアノーゼ 上下肢の痙攣	舌噛傷 失禁 筋肉痛 発作後の混乱・意識障害

［文献1）より引用，改変］

表2 失神の鑑別疾患

1) 心原性失神 　a) 器質的疾患 　　急性心筋梗塞，冠攣縮性狭心症，肥大型心筋症，弁膜症，心房粘液腫，肺塞栓症，大動脈解離，肺高血圧など 　b) 頻脈性不整脈 　　上室性不整脈，心室性不整脈など	c) 徐脈性不整脈 　　洞機能不全症候群，房室伝導疾患など 2) 神経調節性失神 　迷走神経反射 　状況性失神 　頸動脈洞性失神 　非典型例	3) 起立性低血圧 　体液量減少（出血，脱水），中枢・末梢神経系障害 4) 脳血管性失神 　椎骨脳底動脈循環不全 5) 薬剤性失神 　a) 徐脈をきたす薬剤 　b) QT延長をきたす薬剤 　c) 起立性低血圧をきたす薬剤

　失神は，①心原性失神（器質的疾患と不整脈），②神経調節性失神，③起立性低血圧，④脳血管性失神，⑤薬剤性失神に分類して考えると理解しやすい（表2）．もっとも頻度の高い神経調節性失神は，基本的に良性疾患である．一方で，心原性失神を発症した患者では10年生存率は30％であり，心原性失神か否かを迅速に判定する必要がある．

　一般的に，血管迷走神経反射性失神は若年者に多く，高齢になるにつれて心原性失神が多くなる．高齢初発の失神は予後不良である．とくに高齢者では，これらの病態が重なって失神が起こることにも注意する．若年発症の失神には，突然死の原因ともなる疾患が潜んでいることに注意する．若年者で失神や突然死をきたす疾患として，先天性QT延長症候群，肥大型心筋症，不整脈原性右室心筋症がある．

 スナップ診断してみよう

　失神では，スナップ診断を行うことのできる疾患がいくつか存在する．あらかじめ頭に入れておくとよい．
・飲酒時の排尿後の失神→**状況性失神**
・ネクタイを締めるとき，ヒゲを剃るとき，車の運転時に後ろを向いたときの失神→**頸動脈洞過敏症症候群**
・採血時の失神→**血管迷走神経反射**
・腕をあげたときの失神→**鎖骨下動脈盗血症候群**
・妊娠後期の女性の仰臥位での失神→**妊娠子宮による下大静脈圧迫**

鑑別診断のリストをつくろう

Commonな疾患を押さえよう

1. 神経調節性失神（18〜39％）　★★★
2. 起立性低血圧（4〜24％）　★★☆
3. 不整脈，心疾患（3〜14％）　★☆☆

もっともcommonな失神は，血管迷走神経反射によるものである．高齢者では脱水や，薬剤による失神も多い．

Don't miss疾患を押さえよう

1. 心筋梗塞　⚠⚠⚠
2. 肺塞栓　⚠⚠⚠
3. くも膜下出血　⚠⚠⚠
4. 大量出血（消化管出血，子宮外妊娠破裂）　⚠⚠⚠
5. 大動脈解離　⚠⚠⚠
6. 不整脈　⚠⚠⚠

緊急性の高い心原性失神は必ず除外する必要がある．高齢になるほど，心原性失神は増加する．

肺塞栓，大動脈解離，出血（卵巣出血，子宮外妊娠破裂などの女性器関係，消化管関連）などの緊急性の高い疾患も，失神をきたすことがある．肺塞栓の10％は失神を呈し，その場合は肺動脈本幹が塞栓していることが多い．

急性の頭蓋内圧亢進でも，ときに失神に類似した短時間の意識消失が起こる．くも膜下出血では一過性に意識消失をきたし，来院時には頭痛がないこともあるので，注意が必要である．

表3 失神の red flag sign

前駆症状のない（≦0〜5秒）失神
仰臥位発症，労作時発症
失神の前に胸痛，動悸，息切れを伴う
65歳以上
心疾患のリスクがある
突然死の家族歴がある
心電図異常

［文献4）より引用，改変］

診断をつめていこう

表3にあげた red flag sign に注意しながら診察を進めていく．

▶ 循環動態を把握する

患者の見た目とバイタルサインの確認をまず行う．血圧は左右ともに測定する（左右差がある場合，大動脈解離や鎖骨下動脈盗血があるかもしれない）．患者の手を握り，冷汗の有無を感じる．以後の問診は，患者の脈をとりながら進めていく．

▶ 本当に失神であるのかを確認する

意識を消失している間のことは，患者は覚えていないので，本人のみならず，目撃者の情報が有用である．患者の意識の回復が不完全であれば，失神ではなく，意識障害と判断する．これには，同伴してきた家族や知人に「患者は普段と変化なくいつもどおりか」ときくとよい．意識を消失していた時間も確認する．失神では，意識消失時間が2分を超えることはまれである．

▶ 発症時の状況を詳しく聴取する

失神の種類ごとに特徴を表す問診を覚えておくとよい．心原性失神は，労作

時にはもちろんのこと，安静時や臥位で発症することが特徴的であり，失神前駆症状もなく突然起こることが多い．神経調節性失神は，疼痛，ストレス，頭痛，咳，排尿，排便，長時間の立位の直後，脱水時に発症し，嘔気，発汗，気分変調，眼前暗黒感，頭重感などの失神前駆症状を伴うことが多い．ただし，高齢者の血管迷走神経反射では，失神前駆症状が乏しい場合もある．起立性低血圧では，起立時や起床時に，血の気が引く感じに引き続いて失神する．臥位で起立性低血圧が起こることはない．左房粘液腫による失神は，座位や前傾姿勢への体位変換時に起こりやすい．「これがはじめてですか？」や「どうして失神したと考えていますか？」という質問も，診断の糸口となることがあるため，大切である．

▶ 随伴症状を確認する

　失神する前に，胸痛，動悸，呼吸困難を認めれば，虚血性心疾患や不整脈による失神を念頭に置く．また，背部の引き裂かれる痛みや移動する痛みは大動脈解離を示唆する．起立性低血圧では，失血の病態を意識しながら，心窩部痛，腹痛，下腹部痛，吐血，血便，黒色便，倦怠感，体重減少について確認する．脳血管性による失神であれば，脳底動脈の一過性閉塞の病態が考えられることから，めまい，複視，構音障害，嚥下障害，小脳失調といった脳の後方循環障害での症状にフォーカスした問診を行う．

▶ 既往歴を確認する

　心疾患，肝硬変，糖尿病，高血圧，脂質異常症，消化管出血，自律神経失調を伴う神経疾患の既往について確認する．また，肺塞栓のリスクを把握する．陳旧性心筋梗塞や肥大型心筋症の既往があれば，致死性不整脈を常に念頭に置く必要がある．

▶ 家族歴を確認する

　突然死や失神，心筋症の家族歴のある患者では，肥大型心筋症や先天性QT延長症候群，Brugada症候群などを頭に浮かべる．

薬剤歴を確認する

　高齢者はとくに，複数の種類の薬剤を飲んでいる．失神に関与する薬剤は覚えておく必要がある．最終的に誘引であると判断された場合，慎重に減量中止を行う．4つの観点で覚えておくとわかりやすい．

　1）**起立性低血圧を起こす薬剤**：α遮断薬，ニトログリセリン，利尿薬，降圧薬，抗パーキンソン薬，睡眠薬，抗不安薬．
　2）**QT延長をきたす薬剤**：Ⅰa群抗不整脈薬，マクロライド系抗菌薬，三環系抗うつ薬，抗アレルギー薬，有機リン，ハロペリドール．
　3）**徐脈にする薬剤**（ABCDで覚える）：抗ヒスタミン薬（anti-histamin），β遮断薬（β-blocker），Ca拮抗薬（Ca-blocker），digoxin．
　4）**出血を助長する薬剤**：抗血小板薬，抗凝固薬．

 月経歴を確認する

　妊娠可能な女性では，子宮外妊娠による失神の除外のために，月経歴を必ず確認する．①最終月経はいつだったか，②月経周期がいつも規則的な女性の最終月経が不正であった場合は，何日ずれたのか（たった1日のずれでも，正確に把握する），③最終月経の出血量はいつもと比較して多かったか少なかったか，④最後の規則的な月経の後にわずかでも不正性器出血があったか．

 身体所見をとる

　口腔内，腋窩の乾燥や眉間部でのturgor低下など，脱水を示唆する所見を確認する．眼瞼結膜の蒼白，手掌線の蒼白など，貧血を示唆する所見を確認する．心雑音の存在は，大動脈弁狭窄症や，閉塞性肥大型心筋症などを示唆する．心尖部での呼気時にも持続するⅡ音の分裂や胸骨下部胸壁拍動は，肺高血圧症や肺塞栓症を示唆する重要な所見である．深部静脈血栓を示唆する下肢径の左右差，大伏在静脈に沿った圧痛の確認を行う．消化管出血，肝細胞癌破裂などの腹部病変も考え，腹部の圧痛，筋性防御も確認する．起立性低血圧が疑われる場合は，消化管出血を疑い直腸診を行う．

　さらに起立試験を行う．具体的には，まず安静臥位で血圧を測定する．次に

起立後3分以内に数回血圧を測定する．収縮期血圧が20 mmHg以上低下もしくは拡張期血圧が10 mmHg以上低下した場合に陽性とし，血管内容量の減少が示唆される．

頸動脈洞過敏症では，頸動脈洞マッサージにより失神の再現を確認することができる．しかし，徐脈のリスクがあるためモニター心電図下にて，治療の準備をしたうえで行うことが必須である．頸動脈疾患が疑われる際は行わない．状況性失神では，Valsalva試験で失神が誘発されることもある．

心電図をとる

失神では，全例で心電図を施行する．一過性に起こる不整脈の場合，受診時には，不整脈が治まっていて，心電図が正常なこともあるので注意が必要である．聴取した病歴から不整脈が疑わしい場合は，Holter心電図などにより長時間モニタリングを行う．心電図を読む際は，虚血を示唆する所見，不整脈の有無，QT時間の延長，WPW症候群やBrugada症候群を示唆する所見などにとくに注意する．また，以前の心電図がある場合は，必ず比較する．

入院の判断をする

入院の必要性を判定する臨床ルールとして，San Francisco syncope ruleがあり（表4），7日後の重大イベントの予測に対し，感度96.2%，特異度61.9%を示す．1つでも該当する場合は，慎重に対応する．

予後判定のスコアとしては，OESIL risk scoreがある（表5）．

心原性失神を除外できなければ，入院して経過観察をすることが必要である．

表4 San Francisco syncope rule

心不全の既往
Ht＜30%
心電図異常
呼吸困難
収縮期血圧＜90 mmHg
いずれも認めないときは入院を必要としない．

表5 OESIL risk score

各項目1点として計算する
①65歳以上,②既往歴に心疾患あり,
③前駆症状なし,④心電図異常あり

合計点数	死亡率
0点	0%
1点	0.8%
2点	19.6%
3点	34.7%
4点	57.1%

▶CASE

症　　例	65歳,女性.
主　　訴	「急に倒れた」.
現 病 歴	午後1時ごろ,丸いすに腰掛けてニュース番組をみていたところ,とくに誘引なく突然意識を消失し,丸いすから落下した.胸痛はなかったが,倒れる前に動悸を自覚していた.一緒にいた夫の証言では,意識を失っていた時間は20秒程度で,すぐに意識は回復し,痙攣はなかったという.頭痛,胸痛,呼吸困難,めまい,複視,構音障害,嚥下障害,失調はない.今回がはじめての経験で,思い当たる理由はとくにない.本人は「ちょっと寝ちゃっただけ」というが,夫に心配され,来院した.
既 往 歴	脂質異常症.
家 族 歴	特記すべき家族歴はない.
薬 剤 歴	とくになし.
身体所見	バイタルはとくに問題なく,全身状態は良好.貧血を示唆する所見はなく,心音,神経学的所見はすべて異常なし.
心 電 図	来院時施行した心電図では,とくに異常を認めず,以前の心電図と比較してもとくに変化はなかった.

⇒まとめると,「安静座位で発症した失神前駆症状を伴わない失神」であり,心電図上は変化を認めないが,病歴上,心原性失神を強く疑う.

さらに検査でつめていこう

　入院してから行う検査：入院中は心電図モニターを装着し，完全房室ブロックや心室細動などの重大な不整脈が起きないか監視することが大切である．数ヵ月に一度起こる失神では，Holter心電図や入院中の心電図モニターでも不整脈の検出がむずかしいことがある．この場合は循環器内科にコンサルトし，植え込み型ループ式心電図の適応を考慮する．

▶**CASE**

マネジメント　　入院して1週間検査を行ったが，胸部X線，Holter心電図，血液検査では異常なし．しかし，退院前夜に再度失神し，そのときの病棟の心電図モニターは完全房室ブロックを示していた．12誘導心電図で完全房室ブロックと診断し，循環器科によりペースメーカーの植え込みが行われた．

▶from **Professional**

「攻める問診」のススメ

　問診で8割の病気が診断できるといわれます．失神の鑑別診断ではとくに問診が重要です．5分以上の意識消失があれば，それは失神ではなく意識障害として鑑別診断を展開しなくてはなりません．皆さんもよくご存知のAIUEO TIPSを用いた考察が有効です．失神と判断したならば，どのような状況で意識を失ったのか，随伴する症状にどのようなものがあったのかを「攻める問診」で詳細に聞き出してください．

まとめ

クリニカルパール

- 心原性失神は，心電図のみでは否定できず，丁寧な問診，聴診が非常に重要である．
- 弁膜症をベースとして不整脈を合併することにより，失神を起こすこともある．
- 病歴から状況性失神とスナップ診断できても，心原性の可能性は必ず否定する．たとえば，排便時の失神は肺塞栓の発症時にしばしば認められるパターンである．
- 失神すれば転倒するため，外傷の有無を調べる．逆にいえば，転倒した患者に失神があったかどうか確認することも大切である．失神前駆症状の短い失神では，患者が倒れるまでに怪我を避ける余裕がないので，大怪我になることが多い．すなわち，大怪我を伴う失神では，心原性失神の可能性があるので注意する．

文献

1) 植西憲達：失神．外来を愉しむ：攻める問診，山中克郎（編），文光堂，東京，2012
2) 植西憲達：Part 3 代表的内科疾患．UCSFに学ぶできる内科医への近道，第4版，山中克郎，澤田覚志ほか（編），南山堂，東京，2012
3) Willis G：失神．Dr.ウィリスベッドサイド診断：病歴と身体診察でここまでわかる！，松村理司（監訳），医学書院，東京，2008
4) 林 寛之：4章 一過性意識障害．Step Beyond Resident 2：救急で必ず出合う疾患編，羊土社，東京，2006
5) 水牧功一ほか：4．失神．日本臨牀 **59**：701-706，2012

失神の原因疾患の臨床像

▶ 大動脈弁狭窄症
労作時の失神をきたす．進行性の疾患ではあるが，一般的には弁口面積が高度に縮小するまでは無症状であり，しばしば疲労と呼吸困難が起こり知らぬ間に進行し，活動性が次第に制限される経過をとる．一般的に晩期まで安静時心拍出量は保持されるため，チアノーゼや著しい脱力感などの，低拍出量による症状は顕著ではない．失神症状が起こると死亡までの平均期間は3年である．症状のある重症大動脈弁狭窄症の死亡率は50%/年なので，弁置換術に年齢制限はない．

▶ 肥大型心筋症
半数は家族内発生する．労作時の失神を起こすが，その頻度は9〜19%である．比較的予後良好な疾患だが，臨床経過はさまざまで，突然死をきたすこともある．胸痛をきたす場合は，労作時に，呼吸困難が先行してから胸痛を認めることが多い．スポーツ中の若年者の突然死の原因として最多である．

▶ 迷走神経反射
朝礼などでの長時間の立位の保持，疲労蓄積状態，運動直後，疼痛刺激直後に起こりやすく，失神直前に，冷汗，顔面蒼白，眼前暗黒感，悪心などの前兆を認める．

▶ 状況性失神
排尿失神，咳嗽失神，嚥下性失神などがこれに当たる．排尿失神は，臥床後や夜間就寝後，早朝の排尿中から排尿直後に起こることが多い．立位で排尿する男性に多く発症し，中高年に比較的多い．予防として，座位やしゃがんだ姿勢で排尿するように指導する．

▶ 起立性低血圧
臥位もしくは座位から立ち上がったときに，血の気が引くような感じがした後に，意識を消失する．臥位になると速やかに意識を取り戻すことが典型的な症状である．原因としては，体液量減少・血管拡張性薬剤がもっとも多い．出血（上部消化管出血，子宮外妊娠）による起立性低血圧では，緊急内視鏡や緊急手術を必要とするため，見逃したくない．

▶ 不整脈
徐脈性不整脈による失神は，前兆なしに起こることがある．また，頻脈性不整脈は，動悸や気の遠くなる感じが失神前に先行することが多い．発作終了後に心電図をとっても，不整脈はみられないことに留意する．

▶ Brugada症候群
遺伝性疾患と考えられており，40歳代のアジアの男性に好発し，突然死をきたす疾患である．典型的に突然死は，夜間就寝中に「ウーッ」と唸り声をあげてそのまま心停止となる．

▶ 一過性脳虚血発作（TIA）
前述したように，TIAが失神として起こる場合は，椎骨脳底動脈領域が病変部であるが，この際は，脳の後部循環支配領域の神経症状が随伴する．めまい，複視，構音障害，嚥下障害，小脳失調について確認せずに，「TIAである」と決めつけてはいけない．

10 目の充血

10日前から嘔気があり，左目が充血しています

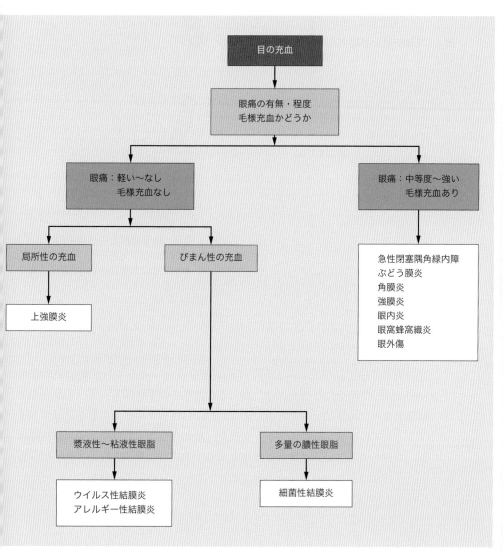

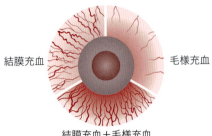

図1　毛様充血と結膜充血の区別について

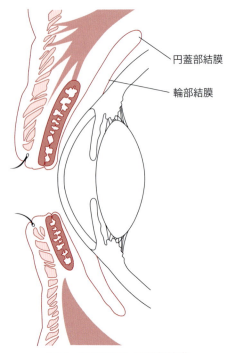

図2　輪部結膜と円蓋部結膜
毛様充血は輪部結膜（角膜周囲）に充血が強く出るが，結膜充血は円蓋部結膜（角膜から離れたところ）に充血が強く出る．
［日本眼科学会ホームページ．〈http://www.nichigan.or.jp/〉より引用，改変］

　眼疾患の中で，プライマリ・ケア医が出会うもっとも多い症候は目の充血（red eye）である．目の充血は，起こる部位やその症状によって，毛様充血と結膜充血の2種類に分けられる（**図1，2**）．結膜炎や結膜下出血などはプライマリ・ケア医でも治療できるが，角膜炎，ぶどう膜炎，急性閉塞隅角緑内障など，眼科への緊急受診が必要な疾患もある．本項では目の充血のスナップ診断と，それができなかった場合の分析的アプローチについて記載する．

スナップ診断してみよう

スナップ診断は確定診断するまでの時間が短く，検査も少なくて済み，効率よく診断できる．一方で，自分が不慣れな領域の診断をスナップ診断のみに頼ることは危険である．目の充血のスナップ診断の例をあげる．

- 片側の眼の境界明瞭な発赤＋軽外傷のエピソードや出血リスクがある
  →**結膜下出血**
- 末梢性やびまん性の結膜充血＋眼のかゆみ＋季節性→**アレルギー性結膜炎**
- 急激に悪化し，大量の膿性眼脂を伴う結膜充血＋性感染症のリスクがある
  →**淋菌性結膜炎**
- 急性〜亜急性に発症＋片側の膿性眼脂を伴う結膜充血＋結膜濾胞＋性感染症のリスクがある→**クラミジア性結膜炎**
- 片側の眼の角膜縁に接する部分の発赤＋激しい眼痛＋視力低下＋角膜混濁＋中等度の瞳孔散大（4〜6 mm）・対光反射消失→**急性閉塞隅角緑内障**

鑑別診断のリストをつくろう

目の充血の鑑別診断をあげる（**表1**）．

Commonな疾患を押さえよう

1. 結膜炎（ウイルス性，細菌性，アレルギー性）　★★★
2. 眼瞼疾患（麦粒腫，霰粒腫，眼瞼炎）　★★★
3. 結膜下出血　★★☆
4. 眼外傷　★★☆

よくみられる目の充血の原因は，結膜炎，眼瞼疾患，結膜下出血，眼外傷である．結膜炎はウイルス性，細菌性，アレルギー性に分けられる．眼瞼疾患には，麦粒腫，霰粒腫，眼瞼炎が含まれる．

表 1 目の充血の鑑別診断

急性閉塞隅角緑内障
結膜炎（ウイルス性，細菌性：淋菌・クラミジア，アレルギー性）
ぶどう膜炎（サルコイドーシス，Vogt-小柳-原田病，Behçet病，単純ヘルペスウイルス，水痘・帯状疱疹ウイルス，結核，梅毒，トキソプラズマ，HLA-B27関連疾患：強直性脊椎炎，反応性関節炎，乾癬，炎症性腸疾患）
角膜炎（細菌性：緑膿菌，モラキセラ，ブドウ球菌，肺炎球菌，単純ヘルペスウイルス，水痘・帯状疱疹ウイルス，真菌，アカントアメーバ，コンタクトレンズ，重度のドライアイ，Behçet病）
上強膜炎，強膜炎（自己免疫疾患：関節リウマチ，全身性エリテマトーデス，結節性多発動脈炎，Wegener肉芽腫症，再発性多発軟骨炎，炎症性腸疾患，サルコイドーシス，感染症：水痘・帯状疱疹ウイルス，単純ヘルペスウイルス，Lyme病，HIV，梅毒，結核）
眼内炎（眼科術後，外傷後，血行性）
眼窩蜂窩織炎
眼瞼疾患（麦粒腫，霰粒腫，眼瞼炎）
結膜下出血
眼外傷
異物，角膜上皮剥離

Don't miss 疾患を押さえよう

1. 急性閉塞隅角緑内障　▲▲▲
2. 眼内炎　▲▲▲
3. 眼窩蜂窩織炎　▲▲△
4. ぶどう膜炎　▲▲△
5. 角膜炎　▲▲△
6. 強膜炎　▲△△

　見逃してはならない疾患を6つあげた．これらのdon't miss疾患でよくみられる症候，すなわち視力低下，眼痛，多量の膿性眼脂，毛様充血がある場合は，迅速に眼科へ紹介する．これらの症候は目の充血のred flag signである（**表2**）．視神経萎縮や不可逆的な視力低下が発症から数時間で起こる可能性があるため，急性閉塞隅角緑内障を見逃してはならない．眼内炎は失明のリスクが高く，硝子体切除術や眼球摘出術が必要となる場合がある．眼窩蜂窩織炎は視力障害を起こす点，髄膜炎や脳膿瘍などを合併しうる点で重要である．ぶどう膜炎や角膜炎も視力低下を起こしうるので，早急な眼科受診が必要である．強膜炎は視力低下を起こしうるだけでなく，生命に危険をきたすような自己免疫疾患（全身性エリテマトーデス，結節性多発動脈炎，サルコイドーシスなど）が

表2 目の充血の red flag sign

視力低下	多量の膿性眼脂
眼痛	毛様充血

原因かもしれない．

診断をつめていこう

❯ まず視力をチェックする

　視力表があれば，それを用いて片目ずつ視力を測定する．視力表がなければ，印刷物を使って視力を測定してもよい．印刷物の中の一番大きな文字が読めなければ，指の数がわかるか，ペンライトなどを用いて光と暗闇を区別できるかを調べる．視力低下は前述の don't miss 疾患（急性閉塞隅角緑内障，眼内炎，眼窩蜂窩織炎，ぶどう膜炎，角膜炎，強膜炎）で起こりうる．結膜炎や眼瞼疾患で視力低下は起こらない．

❯ 眼痛はないか

　Don't miss 疾患（急性閉塞隅角緑内障，眼内炎，眼窩蜂窩織炎，ぶどう膜炎，角膜炎，強膜炎）と上強膜炎，外傷で眼痛を認める．急性閉塞隅角緑内障，角膜炎，強膜炎，眼内炎，眼外傷では中等度〜重度の痛みを伴う．ぶどう膜炎の痛みは中等度，上強膜炎の痛みは軽度である．結膜炎で眼痛は起こらない．

❯ 異物感はないか

　何かが目の中に入っている感じがするか，そのために目を開けることができないかを尋ねる．角膜炎や角膜上皮剝離，異物など，角膜に問題がある場合に生じる．

▶ 羞明はないか

まぶしく感じることはないかを尋ねる．角膜炎やぶどう膜炎でみられるが，角膜炎に異物感があるのに対し，ぶどう膜炎に異物感はない．

▶ 外傷のエピソードはないか

指で突く，箸で突くなどの鋭的外傷や，拳やボールなどによる鈍的外傷のエピソードがないかを確認する．

▶ コンタクトレンズは使用しているか

コンタクトレンズ使用者に目の充血と眼脂をみたら，角膜炎を疑う．コンタクトレンズは角膜潰瘍の原因にもなる．

▶ 眼脂はないか

細菌性結膜炎，細菌性角膜炎，眼内炎では膿性眼脂を認める．ウイルス性結膜炎やアレルギー性結膜炎の眼脂は漿液性〜粘液性である．

▶ 結膜充血か毛様充血かを見極める

結膜充血では円蓋部結膜に充血を強く認める．毛様充血では輪部結膜に充血を強く認める．結膜充血があれば結膜炎と考えてよい．毛様充血があれば急性閉塞隅角緑内障，ぶどう膜炎，角膜炎，眼内炎が考えられるため，早急に眼科へ紹介する．

▶ 角膜混濁はないか

急性閉塞隅角緑内障，角膜炎で認める．ぶどう膜炎でも認めることがあるが，急性閉塞隅角緑内障のように重度ではない．

瞳孔所見はどうか

急性閉塞隅角緑内障では4〜6 mmに瞳孔散大し，対光反射が消失する．また側頭側からペンライトで照らすと，虹彩の内側で半月状の影ができる．ぶどう膜炎では瞳孔が収縮しており，対光反射が鈍い．結膜炎や上強膜炎では正常である．

▶ CASE

症　　例	66歳，女性．
主　　訴	嘔吐．
現 病 歴	10日前から嘔気，嘔吐が出現したため，制吐薬を内服していた．5日前，左目の充血と眼瞼の腫れが出現した．これらの症状が改善しないため，総合内科外来を受診した．左目が開かない（図3）．軽度の眼痛，頻尿，体動時の左側腰痛を伴う．
既 往 歴	2型糖尿病（13年前診断．HbA1c 7.7%），高血圧．
内 服 歴	olmesartan, nateglinide, voglibose.
アレルギー歴	なし．
社 会 歴	1人暮らし．ADLは自立している．
嗜 好 歴	喫煙なし，飲酒なし．
身体所見	体温37.6℃，血圧168/77 mmHg，脈拍120/分，呼吸数16回/分，JCS 0．左眼光覚なし，左眼瞼腫脹あり，膿性眼脂あり，角膜混濁あり，前房蓄膿あり，毛様充血あり．心音，肺音に異常はない．腹部に異常はない．CVA叩打痛はない．

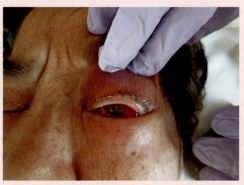

図3　開かない左目

さらに検査でつめていこう

プライマリ・ケア医による診察，さらに眼科医による診察でおよその診断はつくことが多い．結膜炎，ぶどう膜炎，角膜炎，上強膜炎，強膜炎，眼内炎であった場合，その原因を突き止めるために検査を追加する．

レベル1の検査（ルーチンで行う検査）：視力測定，眼圧測定，細隙灯顕微鏡．

レベル2の検査（個々の病態の原因検索のために行う検査）：

1）淋菌性・クラミジア性結膜炎：尿検査，淋菌・クラミジア DNA-PCR．
2）ぶどう膜炎：胸部 X 線，心電図，血中 ACE，Ca 値．
3）角膜炎：角膜擦過物 Gram 染色・Giemsa 染色・培養など，角膜擦過物ウイルス抗原．
4）上強膜炎，強膜炎：CBC，生化学（AST，ALT，T-Bil，Cr，BUN，CRP），リウマチ因子，抗核抗体，抗 CCP 抗体，MPO-ANCA，PR3-ANCA．
5）眼内炎：房水液や硝子体液グラム染色・培養，血液培養2セット．

▶ from Professional

主訴が嘔気・嘔吐であっても…

今回取り上げた眼内炎の症例について，いくつか印象に残っていることがあります．主訴が嘔気，嘔吐であったため，この患者さんはまず消化器内科を受診しました．消化器内科には2回受診しましたが，血液培養を採取されることも抗菌薬が投与されることもなく，数日後，眼内炎を発症してしまいました．筆者が診察した際に，患者さんのご家族が「なぜ2回も受診していたのにもっと早く治療をしてくれなかったのか」と怒っておられました．結果として左目は失明してしまいましたが，十分な傾聴と謝罪，その後の適切な治療により，入院時以降クレームはありませんでした．教訓として，①嘔気，嘔吐の原因が消化器疾患と思い込まないこと，②嘔吐や下痢が主訴となる場合に敗血症を鑑別診断にあげること，③糖尿病患者では重症感がマスクされやすいこと，④クレーム対応には十分な傾聴と謝罪が有効であることをこの症例から学ぶことができると思います．

▶CASE

血液検査　WBC 22,300/μL, Hb 12.7 g/dL, PLT 27.7万/μL, TP 6.50 g/dL, AST 15 IU, LDH 287 IU/L, Cr 1.03 mg/dL, BUN 29.6 mg/dL, Glu 407 mg/dL, HbA1c 8.2%, Na 125 mmol/L, K 4.4 mEq/L, Cl 91 mEq/L, CRP 12.02 mg/dL.

尿検査　潜血2+，蛋白1+，糖4+，ケトン2+，WBC 3+，沈渣 RBC 1－4/HPF, 50－99/HPF.

尿 Gram 染色　　Gram 陰性桿菌1+，好中球1+，尿培養：*Escherichia coli*.

血液培養2セット　　*Escherichia coli*.

腹部骨盤部造影 CT　　左腎に10 mm大の膿瘍を複数認めた．

前房水 Gram 染色（図4）：Gram 陰性桿菌1+，好中球1+，前房水培養：*Escherichia coli*.

以上の検査結果より，*Escherichia coli* による血行性眼内炎，腎膿瘍と診断した．Vancomycin＋ceftazidime結膜下注射，硝子体内注射とceftriaxone 2 g×2回/日で治療開始した．左眼瞼腫脹，CRPは経時的に改善したが，左目の視力が戻ることはなかった．硝子体切除術や眼球摘出術も考慮されたが，本人，眼科医と検討のうえ，施行しなかった．Ceftriaxone点滴を計1ヵ月，levofloxacin 500 mg/日内服を計2ヵ月内服し，治癒した．

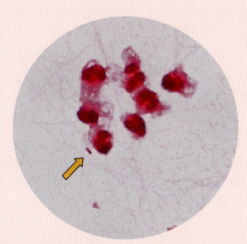

図4　前房水 Gram 染色所見
中型の Gram 陰性桿菌を認める．

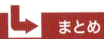

クリニカルパール

- 視力低下，眼痛，羞明，角膜混濁，毛様充血がある場合は迅速に眼科へ紹介する．
- 急性閉塞隅角緑内障，眼内炎，眼窩蜂窩織炎，ぶどう膜炎，角膜炎，強膜炎を見逃さない．
- 眼内炎では前房水や硝子体液の Gram 染色が有用である．

文 献

1) Leibowitz HM：The red eye. N Engl J Med **343**（5）：345-351, 2000
2) Jacobs DS：Evaluation of the red eye. UpToDate, 2014
3) Paulman PM, et al：赤目．10分間診断マニュアル，第2版，小泉俊三（監訳），メディカル・サイエンス・インターナショナル，東京，p93-95, 2009
4) 具　芳明ほか（編）：Red eye：眼の充血の鑑別．いきなり名医！見逃したらコワイ外来で診る感染症，日本医事新報社，東京，p112-119, 2010

目の充血の原因疾患の臨床像

▶ 急性閉塞隅角緑内障

遠視の患者，水晶体が厚くなる高齢者で隅角（角膜と虹彩の間で，房水の流出路）が狭くなり発症する．暗くなることで瞳孔が散大し，隅角をブロックし房水の流出を妨げるため，夜間に発症することが多い．眼圧が急上昇し，毛様充血と痛みが出現する．頭痛や嘔吐を伴う．片側性で瞳孔は 4～6 mm に散大し，対光反射は消失し，角膜混濁を認める．発症から数時間で不可逆的な視力低下を起こす可能性があり，迅速な眼科紹介が必要である．

▶ 結膜炎（ウイルス性，細菌性：淋菌・クラミジア，アレルギー性）

結膜の毛細血管が拡張し，眼脂を伴う充血と浮腫を起こす．視力低下や眼痛はみられない．ウイルス性結膜炎は上気道炎症状が先行する，または同時にみられることがある．耳前リンパ節腫脹は特異度は高いが，感度は低い．細菌性結膜炎は幅広い Gram 陽性球菌と Gram 陰性桿菌が原因となる．急性発症で膿性眼脂を伴う．淋菌性結膜炎は性感染症であり，急激に悪化し大量の膿性眼脂を伴う．クラミジア性結膜炎も性感染症で，急性〜亜急性に発症し結膜濾胞を伴う．アレルギー性結膜炎は季節性で目のかゆみを伴うことが多い．

▶ ぶどう膜炎

虹彩，毛様体，脈絡膜に炎症が起こる．原因は分類不能が最多で，サルコイドーシス，Vogt-小柳-原田病，急性前部ぶどう膜炎，強膜炎，ヘルペス虹彩毛様体炎，Behçet 病が続く．細隙灯顕微鏡で前房に白血球，虹彩後癒着，角膜後面沈着物などを認める．これらの所見は細隙灯顕微鏡を使用しないと確認できないが，炎症が強いと前房蓄膿となり肉眼でみえることもある．眼痛，羞明，霧視，毛様充血が出現する．瞳孔は縮瞳している．視力低下を起こす可能性があり，迅速な眼科紹介が必要である．

▶ 角膜炎

感染症，ドライアイ，コンタクトレンズの使用，異物などが角膜炎の原因となる．感染性角膜炎は細菌，真菌，単純ヘルペスウイルス，水痘・帯状疱疹ウイルス，アカントアメーバなどが原因となる．コンタクトレンズ使用者における感染性角膜炎が増加している．異物感や羞明を伴う．細菌性角膜炎では膿性眼脂を伴う．細隙灯顕微鏡による評価が必要であり，視力低下も起こすため迅速に眼科へ紹介する．

▶ 上強膜炎

上強膜は結膜の下，強膜の上に位置する．自然経過するが，再発性で関節リウマチなどの自己免疫疾患やヘルペスなどの感染症が原因となる．急性発症の局所性の充血，鈍痛がみられる．視力は障害されない．持続性，または再発性の上強膜炎は眼科へ紹介する．

▶ 強膜炎

強膜炎は視力低下を起こしうる．上強膜炎と同様に関節リウマチなどの自己免疫疾患やヘルペスなどの感染症が原因となる．結膜炎や上強膜炎よりまれな疾患である．充血は局所性かびまん性で，中等度〜強い眼痛を伴う．眼科への迅速な紹介が必要であると同時に，原因疾患の診断と治療が重要である．

目の充血の原因疾患の臨床像

▶ **眼内炎**

眼科術後，外傷後，血行性（内因性眼内炎）に発症するものがある．原因菌の病原性により，眼痛の程度はごく軽度〜激痛まで幅広い．前房水や硝子体液の Gram 染色や培養，血液培養を行う．眼科術後の眼内炎は表皮ブドウ球菌，Gram 陰性桿菌，連鎖球菌が多い．治療はまず硝子体内への抗菌薬投与，抗菌薬全身投与を行う．早期の硝子体切除術や眼球摘出術も選択肢となる．

▶ **眼窩蜂窩織炎**

副鼻腔炎の合併症として発症することが多い．インフルエンザ桿菌，A 群連鎖球菌，肺炎球菌，黄色ブドウ球菌などが原因となる．眼瞼とその周囲の軟部組織の腫脹・発赤，結膜充血と浮腫，眼球運動障害，眼球運動に伴う疼痛がみられ，視力低下を起こしうる．CT で病変の広がりを確認する．膿瘍を認める場合，初期治療を 24〜36 時間行って改善がみられない場合は外科的デブリードメントを検討する．

▶ **眼瞼疾患（麦粒腫，霰粒腫，眼瞼炎）**

麦粒腫は睫毛の毛根やマイボーム腺の細菌感染で，眼瞼に発赤と疼痛がみられる．霰粒腫はマイボーム腺の出口がつまって起きる無菌性の炎症で，眼瞼に腫瘤を触れるが発赤も疼痛もない．眼瞼炎は急性と慢性がある．急性潰瘍型眼瞼炎は眼瞼縁の細菌感染，急性非潰瘍型眼瞼炎はアレルギー反応，慢性眼瞼炎は原因不明の非感染性炎症である．

▶ **結膜下出血**

目の観察のみで診察できる．片側性で限局した，境界明瞭な出血がみられる．その下にある強膜はみえず，隣接した結膜に炎症はない．眼脂や眼瞼はなく，視力低下もない．外傷，出血傾向，抗凝固療法，高血圧が関係している．とくに治療は必要なく，2〜3 週間で自然軽快する．

▶ **外傷**

結膜，前房，硝子体の出血，網膜の出血や剥離，虹彩の裂創，水晶体偏位，緑内障，眼球破裂を起こしうる．前房出血は再出血，緑内障，角膜血痕が続発し，失明する危険性があり，迅速な眼科紹介が必要である．

▶ **異物，角膜上皮剥離**

もっともよくみられる結膜や角膜の損傷は，異物や剥離である．コンタクトレンズの不適切な使用は角膜を損傷する可能性がある．角膜異物では異物感，羞明，漿液性〜粘性眼脂がみられる．

11 慢性咳嗽

咳が止まりません

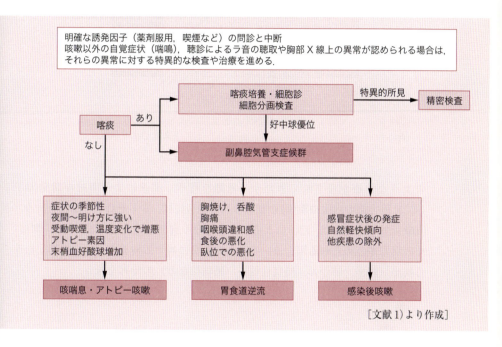

[文献1）より作成］

　外来診療で遭遇する頻度の高い症状の1つに咳嗽がある．診断が比較的容易な場合も多いが，身体所見や胸部X線で異常を認めず，各種の鎮咳薬が無効で長く続く咳は，患者にとっても医療者にとっても頭を悩ませる問題である．3週間未満を急性咳嗽，3週間以上8週間未満を遷延性咳嗽，8週間以上を慢性咳嗽と定義されており，期間によって分類することで原因疾患をある程度推定できる．急性咳嗽の多くは感冒を含む気道の感染症を原因とする．持続期間が長くなれば感染症の頻度は低下するため，慢性咳嗽においては感染症以外の原因を考えていく（図1）．

　はじめに，発症から8週間の間に急性咳嗽が，どの程度評価されており，ど

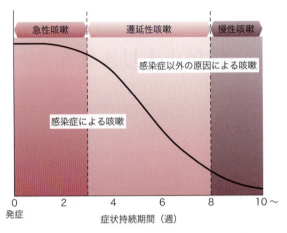

図1　症状持続期間と感染症による咳嗽比率

［文献1）より転載］

のような治療がなされてきたかの確認を行う．問診により明確な誘発因子（ACE阻害薬の内服や喫煙）が認められた場合には，まずそれらの除去を行う．咳嗽以外の自覚症状，聴診によるラ音の聴取や胸部単純X線写真（正面・側面）での異常が認められる場合は，それらの異常に対する検査を進め，重篤化しうる疾患（肺炎，肺がん，間質性肺炎，肺結核など）の除外を行う．

 スナップ診断してみよう

以下に，慢性咳嗽のスナップ診断の例をあげる．
- 乾性咳嗽＋早朝・季節の変わり目に増悪＋上気道炎・花粉や黄砂の飛散＋喫煙などにより増悪＋β吸入薬が著効する→**咳喘息**
- 咽喉頭の瘙痒感＋アレルギー疾患の合併（とくに花粉症）＋季節の変わり目に増悪→**アトピー咳嗽**
- 慢性副鼻腔炎の既往・症状＋膿性痰＋後鼻漏の存在
　→**副鼻腔気管支症候群（SBS）**

鑑別診断のリストをつくろう

Commonな疾患を押さえよう

1. 咳喘息 ★★★
2. アトピー咳嗽 ★★★
3. 副鼻腔気管支症候群（SBS） ★★★
4. 慢性閉塞性肺疾患（COPD） ★★☆
5. 感染後咳嗽 ★★☆
6. 胃食道逆流症（GERD） ★★☆
7. 慢性気管支炎（たばこ気管支炎） ★☆☆
8. ACE阻害薬 ★☆☆

　日本呼吸器学会の『咳嗽に関するガイドライン』では，慢性咳嗽の定義を「8週間持続する咳嗽が唯一の症状で胸部X線検査やスパイログラフィーなどの検査や身体所見では原因を特定できない咳嗽」としている[1]．欧米では従来から慢性咳嗽の原因として咳喘息，胃食道逆流症（GERD），後鼻漏の頻度が高いとされている．しかし，わが国では後2者の頻度は高くなく，咳喘息（36〜55％），アトピー咳嗽（15〜29％），副鼻腔気管支症候群（sinobronchial syndrome：SBS）（7〜17％）となっている．その他，慢性閉塞性肺疾患（COPD），感染後咳嗽，GERDが続く．これに加えて初診外来では非感染性の急性・遷延性咳嗽の原因についてチェックすることで，実は他院でACE阻害薬が継続処方されていたとか，喫煙あるいは受動喫煙が継続されていたなどといった残念な結果にならずに済むかもしれない．

Don't miss 疾患を押さえよう

1. 結核　🔺🔺🔺
2. 肺がん　🔺🔺🔺
3. 気管支がん　🔺🔺🔺
4. 間質性肺炎　🔺🔺🔺
5. 気管異物　🔺🔺🔺
6. マイコプラズマ，百日咳　🔺🔺🔺
7. 心因性咳嗽　🔺🔺🔺

以下に代表的な3疾患をあげる．

結核：咳嗽を伴う結核感染は，咽頭結核や気管支結核があるため，曝露歴がある場合には喀痰塗抹，培養，ポリメラーゼ連鎖反応（PCR）を行う．

気管支がん/肺がん：肺がんの50～75％は咳を伴う．もっとも頻度の高いものは中枢気道に浸潤した扁平上皮がんである．喫煙の既往がある患者で，新規発症の咳嗽では常に念頭に置く必要がある．

百日咳：14日間以上持続する咳に①発作性の咳き込み，②吸気時笛声，③咳き込み後の嘔吐のいずれかを伴うとき，臨床的に診断できる．血清学的診断は，4週間以内であればLAMP法（保険適用なし），4週間以上であれば抗PT-IgGを測定する方法がある．

診断をつめていこう

見逃してはいけない（don't miss）疾患を念頭に置きつつ，commonな疾患の特徴的な所見を聴取する（フローチャート参照）．

咳は乾性か湿性か

乾性咳であれば，まず，咳喘息とアトピー喘息を，湿性咳であればSBSと慢性気管支炎を念頭に置く．また，それまでに行われていなければ可能な限り喀痰培養，細胞診，細胞分画の検査を行う．

▶ 咳が発生しやすい時間帯

咳喘息は，就寝時，深夜あるいは早朝に悪化しやすい（しかし，昼間にのみ咳を認める患者も存在する）．また，症状の季節性がしばしば認められる．

▶ 鼻汁や後鼻漏を示唆する病歴があるか

8週間以上持続する湿性咳嗽に加えて，鼻汁や後鼻漏を示唆する病歴があればSBSと考えられる．加えて，患者の訴えが「咳」ではなく，咽頭喉頭部の貯留物喀出のための「咳払い」であるならなおさらである．

▶ 増悪因子

咳喘息では，上気道炎，冷気，運動，受動喫煙を含む喫煙，雨天，湿度の上昇，花粉や黄砂などの吸引を契機とし，アトピー咳嗽ではエアコン，受動喫煙を含む喫煙，会話（電話），運動，精神的緊張などによって誘発されやすい．GERDでは，食道症状の存在，会話時・食後・起床直後・上半身前屈時の悪化を認める．

▶ 薬物歴

ACE阻害薬の副作用としての咳嗽は有名である．高血圧や虚血性心疾患の既往のある患者はとくに，他施設からの処方の有無を確認する必要がある．

▶ 喫煙の有無

喫煙が咳の原因かつ増悪因子と知りつつも，喫煙を継続している患者に遭遇することはよくある．喫煙/受動喫煙の状況を確認する．

既往歴，家族歴，職歴，住居環境，ペット飼育歴

花粉症などのアレルギー疾患がある場合には，アトピー咳嗽の可能性が高まる．

また，悪性腫瘍や結核に関する病歴，粉塵に曝露されるような職場，鉄筋か木造か・築何年目かといった住居環境や，ペットの飼育歴なども確認する．

患者背景

心因性咳嗽を疑った場合には，仕事や家庭の状況（人間関係，金銭的問題，離別・死別・ペットロス，オーバーワーク，親の介護，育児）などを確認する．プライベートな内容が質問しにくいときは，その入り口として睡眠障害，食欲の低下，疲れやすさ，興味の減退の有無をまず聴取する．そして，その原因として思い当たることはないか，質問するとよい．

▶CASE

症　例	46歳，女性．
主　訴	「咳が止まらない」．
現病歴	高血圧にて近医に通院中の患者．2ヵ月前から咳が持続している．咳が始まったころに感冒症状はなく，内服薬の変更もない．痰を伴わない乾いた咳で，出始めると持続して息苦しくなる．とくに咳の出やすい時間帯はない．早朝や食後に胸焼けを感じることはない．このようなことははじめてであり，家族に同様の症状はない．
既往歴	高血圧．
内服歴	Caチャネル拮抗薬．
家族歴	特記すべき家族歴なし．
嗜好歴	飲酒，喫煙はしない．
社会歴	小学児童2人の母親であり，夫と4人暮らし．
身体所見	バイタルサインは問題なく，全身状態は良好．副鼻腔の圧痛なし，後鼻漏なし．胸部：呼吸音清，喘鳴/ラ音なし，心音：過剰心音なし，雑音なし．その他特記すべき所見なし．

さらに検査でつめていこう

血液検査

末梢血好酸球数は間接的に好酸球性気道炎症を反映し，咳喘息などで上昇していることがある．総 IgE 値の上昇や特異的 IgE 抗体の陽性所見が，咳喘息やアトピー咳嗽でみられることがある．マイコプラズマや百日咳などの感染症の血清学的診断も，行われていなければ検討する．

喀痰検査

一般細菌，抗酸菌塗抹・培養（胸部 X 線写真陰性の気管・気管支結核，非結核性抗酸菌感染），細胞診（胸部 X 線陰性の肺・気管・気管支がんを念頭に置く）は重要である．炎症性気道疾患の診断・治療評価のために細胞分画を測定する．

画像診断

胸部 X 線写真，SBS を疑う場合には副鼻腔 X 線写真を撮影する．副鼻腔 X 線写真での診断が困難な場合には CT 撮影も有用である．

生理学的検査

咳喘息では，スパイロメトリーで軽度の閉塞性障害や β 刺激薬による可逆性を認めることがある．FEV_1 が気管支拡張薬吸入前後で，200 mL あるいは 12% 増加すれば可逆性があると考える．また，末梢気道閉塞を反映するフローボリューム曲線の下降脚が下に凸になる所見は，咳喘息を示唆する有力な所見である．

診断的治療

　十分な検査を行っても特異的な所見がない場合には，診断的治療を行う．乾性咳嗽の場合，咳喘息に対しては気管支拡張薬，アトピー咳嗽に対してはヒスタミン H_1 受容体拮抗薬を使用する．患者の咳嗽が強く双方に効果のある吸入ステロイド薬を選択した場合，経過中に気管支拡張薬の効果を確認することが望ましい．気管支拡張薬の効果があった場合は咳喘息が示唆され，長期管理が必要となる．GERD を想定した場合には，プロトンポンプ阻害薬を使用し，8週間の経過をみる．感染後咳嗽の場合は，症状に合わせて麻薬性・非麻薬性の鎮咳薬にて対症療法を行う．湿性咳嗽にて SBS を疑う場合，マクロライド系抗菌薬の投与を行う．

▶CASE

マネジメント　　前医での百日咳，マイコプラズマについての検査では，抗体価の上昇はなかった．また，胸部 X 線も異常所見はないといわれていた．
　乾性咳嗽であり喀痰を採取できなかった．また，胸部単純 X 線写真での再検査では異常所見はなかった．採血にて好酸球の上昇はなく，その他のデータも基準値内だった．スパイロメトリーでは，閉塞性障害・拘束性障害をともに認めず，気管支拡張薬吸入試験での FEV_1 の増加はなかった．持続する乾性咳嗽で「何とか咳を止めてほしい」との強い訴えがあったため，診断的治療として吸入ステロイドと麻薬性鎮咳薬を処方した．
　2週間後の外来で咳が止まったとの報告を受けた．「吸入はよかったですか？」ときくと「使用後のうがいはしっかりしていたのですが，だんだん口の中が気持ちわるくなってきたので1週間で止めました．咳が止まったので内服薬も使用していません」とのことだった．
　患者に咳の始まりと終わりに関連したことを振り返ってもらったところ，離婚を成立させるための裁判の始まりと終わりに一致していた．「しょうがないと思っていたので，あまりストレスに感じていなかったつもりなのですが，ストレスだったんでしょうかね．先生，ストレスで咳は出ますか？」，「…はい」．
　幸いにも担当医の能力の範囲外で慢性咳嗽は収束した．しかし，本症例のように心因性咳嗽と思われても，プライマリ・ケアの現場ではまれではあるが，気管支がん，気道異物，副鼻腔腫瘍などを原因とする咳嗽もある．Common な疾患へのアプローチ後も咳嗽が持続する場合には，さらなる器質的疾患の除外のために耳鼻科・呼吸器内科への紹介も検討する．

▶ from Professional

咳喘息？　アトピー咳嗽？

　56歳，女性．10年来の乾性咳嗽で受診されました．咳は季節にかかわらず生じ，上気道炎を契機に増悪していました．非喫煙者で，受動喫煙もありません．強制呼気での喘鳴は聴取されず，その他の身体診察上の異常所見は認めませんでした．胸部X線の異常所見もなし．呼吸機能検査にて気道可逆試験での改善率は14％で，咳喘息と診断しました．β吸入では振戦が，ステロイド吸入は口腔内違和感が出現するため，継続できませんでした．theophylline の内服は，患者の使用感もよく咳は 2/10 程度まで改善しました．毎回の外来で「だいぶいいんですけどね」とコメントされ，最後の「ね」がいつも気になっていました．

　ある定期受診日に，両腕に皮疹があることに気づきました．「これ，昔からなんですよ．金属のアクセサリーをしたり，買い物袋を下げるとかぶれるんです．きたない腕でしょ」，「これは，接触アレルギーですね．抗アレルギー薬を試してみましょうか」，「そんなお薬があるんですね．早く言っておけばよかった」．

　2週間後の外来で，「先生！　腕の調子もいいですけど，咳がまったく出なくなりました！　10年間でこんなにすっきりしたのははじめてです!!」．

　咳喘息？　アトピー咳嗽？　併発？　ともあれ，咳は改善しました．「早くきいておけばよかった・・」．

➥ まとめ

❯ クリニカルパール

・慢性咳嗽の原因の3大疾患は，咳喘息，アトピー咳嗽，SBS である．
・ACE 阻害薬，喫煙/受動喫煙を中止させる．
・心因性咳嗽の診断では，器質的疾患を十分に除外する．

❯ 文　献

1) 日本呼吸器学会咳嗽に関するガイドライン第2版作成委員会（編）：咳嗽に関するガイドライン第2版，日本呼吸器学会，東京，2012
2) Fujimura M, et al：Importance of atopic cough, cough variant asthma and sinobronchial syndrome as causes of chronic cough in the Hokuriku area of Japan. Respirology **10**（2）：201-207, 2005
3) Benich JJ 3rd, Carek PJ：Evaluation of the patient with chronic cough. Am Fam Physician **84**（8）：887-892, 2011

慢性咳嗽の原因疾患の臨床像

▶ 咳喘息
　喘鳴や呼吸困難を伴わない慢性咳嗽であることが唯一の症状である．呼吸機能はほぼ正常，かつ気道過敏性軽度亢進，気管支拡張薬が有効であることで定義される．

▶ アトピー咳嗽
　喘鳴や呼吸困難を伴わない乾性咳嗽であり，気管支拡張薬が無効である．咽頭部に違和感を伴うこともある．アトピー素因を示唆する所見，または誘導喀痰中好酸球増加の1つ以上を認め，ヒスタミン H_1 拮抗薬や吸入ステロイドにて咳嗽発作が消失する（アトピー素因を示唆する所見：①喘息以外のアレルギー疾患の既往あるいは合併，②末梢血好酸球増加，③血清総 IgE 値の上昇，④特異的 IgE 抗体陽性，⑤アレルゲン皮内テスト陽性）．

▶ 副鼻腔気管支症候群（SBS）
　慢性・反復性に上気道の炎症性疾患（慢性副鼻腔炎）に，下気道の炎症性疾患（慢性気管支炎，気管支拡張症，びまん性汎細気管支炎）が合併した病態をいう．

▶ 慢性閉塞性肺疾患（COPD）
　たばこを主とする有害物質の吸入曝露によって生じた，気道・肺の炎症性疾患である．スパイロメトリーでは，不可逆性の気道閉塞パターンを示す．プライマリ・ケア医と呼吸器専門医で組織された IPAG（International Primary Care Airway Group）では，呼吸器症状があり，かつ，①咳嗽，喘鳴，息切れ（呼吸困難），胸部絞扼感，水溶性鼻汁，および鼻瘙痒感，②喫煙（その他，粉塵・化学物質曝露の既往），③40歳以上，④呼吸器疾患の既往がない，に当てはまる患者では，COPDの可能性が高いかどうかの評価を行い，その可能性が高ければスパイロメトリーによる診断（$FEV_1/FVC<70\%$）を行うことをすすめている．

▶ 慢性気管支炎（たばこ気管支炎）
　Fletcher は「慢性の咳，痰が少なくとも年に3ヵ月以上あり，それが少なくとも連続2年以上認められ，この症状が他の肺疾患や心疾患を原因としない」と定義した．COPDの定義が明確となった現在，「喫煙などの刺激による，閉塞性障害を伴わない単純性慢性気管支炎」と理解するのがよいと考えられる．

▶ 感染後咳嗽
　先行する呼吸器感染症の後に，胸部X線写真で肺炎などの異常所見を示さず，自然に軽快する遷延性あるいは慢性咳嗽と定義される．感染後咳嗽は主としてウイルス感染後に引き続き生じ，臨床的に診断する．①風邪症候群の先行，②遷延性・慢性咳嗽をきたす他疾患が除外できる，③自然軽快傾向があることが特徴である．

▶ 胃食道逆流症（GERD）
　胃食道逆流による咳には，食道裂孔ヘルニアなど恒常的な下部食道括約筋（LES）弛緩の関与が大きく，夜間に好発し食道症状も多い．一方，一過性 LES 弛緩を介する咳は，臥位・睡眠時には生じにくく昼間に多い．かつ，食道症状は乏しい．咳は会話，起床，食事などで増悪する．

12 嘔気・嘔吐

昨日からふらつきがあり，嘔吐しました

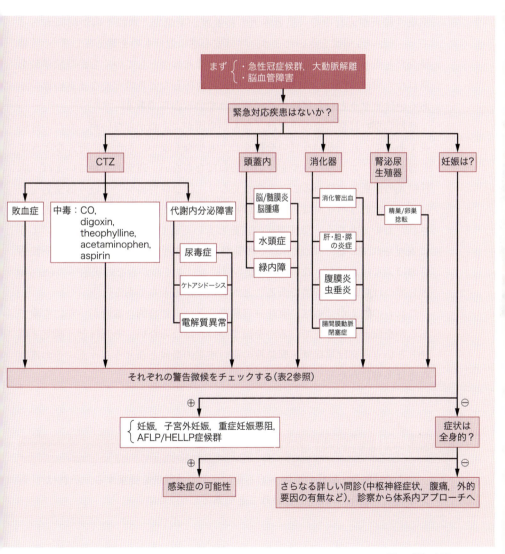

本症候に関してはスナップ診断は不可能であり，安易にそれを行うのはむしろ危険である．

筆者が研修医のとき，感染症医　青木眞先生に教わったものの1つに「"急性胃腸炎"という診断名をつけるな」，というのがあった．

問診票の上に「嘔気・嘔吐」と書かれているのをみたとき，気持ち構えてしまう人は少なくないのではないだろうか．ウイルス性腸炎に代表されるような感染性腸炎が流行中で，患者本人も接触歴が明瞭で，水様下痢が何回もあって･･･，という病歴をきいたとき，半ば安心感に近いものを覚えてしまう．「胃腸炎だと思ったら，○○だった･･･」，外来初診医としていくらか経験年数を重ねた人間には「嘔気・嘔吐」という訴えに対応したときのそんなイタい思い，あるいはヒヤッとした経験が心に刻まれているからである．

せわしない日常診療の中では「なんか原因がよくわからないが，ただの胃腸炎であってくれ」という思いを抱くことも少なくない．しかし，そんなときこそ冒頭のクリニカルパールを思い出さねばならない．現実的な話でいえば，急性腸炎の診断名に終わることも少なくなく，「"急性胃腸炎"という診断名をつけるな」というパールは，実際には初学者向けにかなりショッキングな表現にされたものであろう．急性腹症の古典ともいえる Cope の教科書では次のように表現されている．「救急外来で胃腸炎という診断名をつけることには不快感をおぼえなければならない，なぜなら胃腸炎はよくわからない状態への excuse としてつけられる診断名であることが大抵であるからである[1]．」

これらの教えが「嘔気，嘔吐→胃腸炎」という短絡的な診断がいかに危険であるかを伝えようとしているかを汲まなければならない．それほど「嘔気・嘔吐」という訴えは重症度・緊急性の高い疾患の徴候となりうるうえ，その鑑別疾患は多岐にわたる．

 ## 鑑別診断のリストをつくろう

ここでは嘔気・嘔吐の原因へ迫る前に，その前段階を提案する．それは，「訴えは嘔気・嘔吐のみか」，ということである．

主訴を見極めよう

　全身倦怠感やめまいのように数多の鑑別疾患が考えられる症候を"low-yield symptom"という．

　嘔気・嘔吐からもっとも想像しやすい人体の部位は心窩部であるが，この心窩部というのは胸部でもあり，腹部でもある．さらに，頭部でも異常があれば吐き気が催されることがある．「嘔気・嘔吐」というのは胸痛・腹痛・頭痛や，めまいという，おのおのの本1冊が書けそうな症候の表現の形となりうる代物なのである．すなわち診断的アプローチの観点からいえば，嘔気・嘔吐の訴えのほかに胸痛・腹痛・頭痛などがあれば，後者を軸に診断に迫るほうが効率的といえる．もちろん本項ですべてを網羅することは不可能であるから，嘔気・嘔吐よりもhigh-yieldな他の症候があった場合については他書に譲り，以下にそれらがなかった場合，あるいははっきりしなかった場合の「嘔気・嘔吐」についてのアプローチについて述べる．

Commonな疾患を押さえよう

1. 急性胃腸炎　★★★
2. 腸閉塞　★★☆
3. 急性虫垂炎　★★☆
4. 妊娠（子宮外妊娠はdon't miss！）　★★☆
5. 消化性潰瘍　★☆☆

　頻度が高いものとしては急性胃腸炎のほか，腸閉塞や急性虫垂炎，消化性潰瘍，肝・胆・膵の炎症などがあげられる．もちろん，女性であれば妊娠も考える．なかでも冒頭の繰り返しになるが，急性胃腸炎の診断というのは，思っているよりずっとchallengingであることを肝に銘じておきたい．急性胃腸炎の多くはウイルス性で，教科書的には「急性の嘔吐or下痢に腹部痙攣や，ときに発熱が加わる」というのが特徴とされる[2]．

　しかしながら，そもそも「急性胃腸炎」は複数の微生物を含む漠然とした診断名である．感染症診療の原則どおり，「感染性腸炎」を想起する場合，どこの臓器にどんな微生物が，といったレベルまで考えるべきである．なぜこれだけ「急性胃腸炎」という診断名をつけるのに注意を要するかというのは，「急性胃

腸炎」だと思っていたが実は下記のコワい疾患であった，ということがあるからである．

Don't miss 疾患を押さえよう

1. 脳血管障害 ▲▲▲▲
2. 髄膜炎・脳炎 ▲▲▲▲
3. 急性冠症候群，心不全 ▲▲▲▲
4. 子宮外妊娠 ▲▲▲▲
5. Reye 症候群 ▲▲▲▲
6. 緑内障 ▲▲▲▲

Don't miss 疾患だけでも多種多様である．頭頸部では脳血管障害や髄膜炎・脳炎など，頭蓋内圧の亢進する病態や緑内障などの眼圧の亢進する病態のほか，小児では Reye 症候群まで考える．胸部では何といっても急性冠症候群を忘れてはならないし，心不全も重要である．腹部では，腸閉塞・腸管の血管イベントのほかに，胆管炎・膵炎や急性虫垂炎や腹膜炎，閉塞性腎盂腎炎や精巣・卵巣などの捻転などがあげられる．また，吐血として把握されるべきではあるが上部消化管出血の可能性も考える．

　全身の代謝内分泌疾患としては電解質異常や高浸透圧性高血糖性昏睡，糖尿病性ケトアシドーシスなどのケトアシドーシスや尿毒症などがあげられる．さらに外的要因として，CO 中毒や aspirin, acetaminophen などの薬物性も忘れてはならない．かつてより少なくなったものの，digoxin 中毒や theophylline 中毒もいまだにしばしばみられる．

　妊娠可能年齢であれば妊娠を考えるのはいうまでもない．大抵の場合は腹痛を伴うのでここで詳述はしないが，妊娠が考えられる状況では子宮外妊娠の可能性を忘れてはならない．なお，最終月経について問診の際，「今，生理中」という返答をきいて安堵することはナンセンスである．というのも，本人の言う「生理」こそ，子宮外妊娠をきたしているまさにその時分の性器出血である恐れがあるからである．その他，妊娠に関連したものとして重症妊娠悪阻や，それぞれ妊婦 1,000 人に 1 人以下の率ではあるが，AFLP (acute fatty liver of pregnancy)・HELLP (hemolytic anemia, elevated liver enzyme, low platelet count) 症候群というものもあり，妊娠反応陽性だからといってそこで思考停止

してはならないことを教唆している．

診断をつめていこう

 緊急対応を要する疾患をチェックする

　意識状態・general appearance（見た目，第一印象）を含むバイタルサインをチェックする．嘔気・嘔吐の鑑別診断を考える際，病態生理学的アプローチと解剖学的アプローチが有効であることは初学者によくいわれることだが，先に述べたように緊急性の高いものだけでもその鑑別診断はかなりの数になる．まずはじめに除外すべきは急性冠症候群や脳血管障害などの心血管系イベントである．これには，大動脈解離や大動脈瘤（切迫）破裂も含まれる．とくに心筋梗塞は見逃されやすい致死的疾患の代表格である．胸痛のない「無痛性梗塞」の存在は広く知られているが，その中には「嘔気・嘔吐のみの心筋梗塞」が含まれていることを認識しなければならない．次に比較的問診で捉えやすいのは中毒である．COや前述の注意すべき薬剤の曝露の有無をチェックする．さらに時間・分単位でのマネジメントが要求されるものとして，敗血症や尿毒症も忘れてはならない．

　ここまできてようやく体系的アプローチに切り替える．具体的には**表1**を参照されたい．

 Red flag sign はないか？（表2）

　「鑑別診断なくして，適切な評価なし」といわれるように，危険な徴候をチェックする際にも"don't miss疾患"を想定しながらチェックしていく必要がある．ここでもやはり，まず急性冠症候群に関連するred flag signsをチェックする．詳細は他書に譲るが，各症候・所見の尤度比を**表3**に示す．

　次に脳血管障害については，四肢のlaterality（片麻痺など）・顔面下垂・構音障害などは最低限チェックする．これら3つのうち1つ以上の項目を満たす場合の陽性尤度比は5.5，0個の場合の陰性尤度比は0.39である[3]．なお，くも膜下出血ではCT上正常でも，頭部MRI（FLAIR）や腰椎穿刺をするまで診断

表1 嘔気・嘔吐への体系的アプローチ

	緊急度の高いもの	common なもの	
chemoreceptor trigger zone (CTZ)：第四脳室底	敗血症		
	toxins 　CO，digoxin，theophylline		
	acetaminophen，aspirin		
	代謝内分泌障害 　尿毒症，ケトアシドーシス，電解質異常		
頭蓋内	脳血管障害 　脳炎/髄膜炎，脳膿瘍，水頭症，Reye 症候群	脳震盪 頭蓋骨骨折	
	緑内障	中耳炎・前庭神経炎・BPPV	
胸　部	急性冠症候群		
腹　部	上部消化管出血	消化性潰瘍	
	胆嚢炎・胆管炎・胆石症・膵炎		肝炎
	腸閉塞・腹膜炎・虫垂炎		急性胃腸炎
	複雑性腎盂腎炎・急性糸球体腎炎	単純性腎盂腎炎・尿管結石症	
	精巣/卵巣捻転		
妊　婦	子宮外妊娠 重症妊娠悪阻 AFLP/HELLP 症候群	妊娠	

表2 Red Flag sign

Red Flag sign	想起すべき鑑別疾患
胸痛，冷汗，など（表3も合わせて参照）	急性冠症候群
吐血，下血	消化管出血
頭痛，意識レベル変化 四肢の Laterality，顔面下垂，構音障害 髄膜刺激徴候	頭蓋内圧上昇 脳血管障害 髄膜炎
視野異常など	緑内障
発熱，悪寒戦慄，頻呼吸	敗血症
腹膜刺激徴候	腹膜炎
妊娠の可能性，妊娠の徴候，性器出血	妊娠関連（子宮外妊娠を含む）

※原因，結果にかかわらず，脱水所見やその徴候には注意すること．起立性低血圧を伴うなど，重症な場合はただちに静脈確保をする．

表3　胸痛以外の心筋梗塞を示唆するもの

	陽性尤度比
聴診でのⅢ音	3.2（1.6-6.5）
収縮期血圧≦80 mmHg	3.1（1.8-5.2）
肺音 crackles	2.1（1.4-3.1）
冷汗	2.0（1.9-2.2）
嘔気・嘔吐	1.9（1.7-2.3）
※参考：胸痛の放散	両腕の痛み：9.7，右肩の痛み：2.9，左腕の痛み：2.2

がつかないものがあることも思い出しておきたい．

　その次に考えるべき敗血症についてはこれといった決定的な徴候はないが，もっとも重要なのは呼吸数と悪寒戦慄の有無である．とくに呼吸数30回以上や，「昨晩，歯がガチガチした」という訴えはそれだけで敗血症を示唆するのに十分である．

　これらのほかにも原則，鑑別診断の数だけ red flag sign が存在する．具体的には髄膜炎については髄膜刺激徴候を，緑内障には視覚の異常を確かめる必要があり，頭部外傷歴があれば頭蓋骨骨折や脳震盪を考えなければならない．急性虫垂炎を考えれば，腹膜刺激徴候のほかに痛み部位の移動や右下腹部痛の有無もチェックする．Murphy徴候や肩への放散痛などの疝痛を思わせる症状があれば，胆嚢胆道系の異常，胆石だけでなく，とくに閉塞性胆管炎を意識しなければならない．ただし，red flag sign がない，あるいは捉えにくいものもある．たとえば，腸閉塞や腸間膜動脈閉塞症の際，腹部所見では何の異常もみられないこともある．

 患者背景をチェックする

　繰り返すが，まずはじめに除外すべきは急性冠症候群と脳血管障害である．これらの血管イベントのリスクになるような糖尿病・高血圧・不整脈・脂質代謝異常症・凝固異常などのベースや家族歴がないかを確かめる．慢性腎臓病（CKD）がある場合は尿毒症を，糖尿病やアルコール依存症がある場合はそれぞれ糖尿病性ケトアシドーシス（DKA）やアルコール性ケトアシドーシスを想

像しやすいが，初診時すでに意識レベルが悪い状態にあり，後々になってはじめてその基礎疾患がわかることも少なくないのが現場の実情ではないだろうか．

このほかにも common な疾患に関連するものとして，感染性腸炎であれば曝露歴や渡航歴が重要になってくるし，妊娠に関連する病歴聴取も必要である．とくに「妊娠可能年齢」の幅が一昔前より広くなっていることは，改めて「女性をみたら妊娠を疑え」の古くからの教えの重要性を認識させられる．

慢性の訴え（1ヵ月以上）の場合，悪性疾患を意識し，それらを示唆するような体重減少・全身倦怠感・盗汗などをチェックしなければならない．頭頸部や腹部の悪性腫瘍に加え，血液内科的な悪性疾患でも嘔気・嘔吐がファーストプレゼンテーションになりうる．青壮年期においてはストレス状態などの環境背景まで確認する．仕事に追われたいわゆる「企業戦士」が消化性潰瘍をつくるのはよく知られているが，ストレスにより偏頭痛や心因性めまい，過敏性腸症候群にもなりうるし，うつ病や摂食障害などの精神科的疾患を想定した背景のチェックが重要になってくることもある．

 ## 薬物歴を確認する

すでにあげた薬物のほかにも，多くの薬剤が嘔気・嘔吐を引き起こすことが知られている．たとえば，全身麻酔後の 37％に嘔気を，23％に嘔吐を認める．がん患者では鎮痛コントロールに麻薬を必要とする人の 40〜70％に嘔気・嘔吐を認め，周知のとおり抗がん薬自身に催吐性があり，cisplatin にいたっては 90％に嘔気・嘔吐を認めるという[4]．

これらのほかにも，日常的に処方されている（あるいは処方している）抗菌薬をはじめ，抗不整脈薬，経口血糖降下薬，経口避妊薬が嘔気・嘔吐を誘発することを知っておく必要がある．

"Poly-pharmacy"（5種類以上の薬剤を内服していること）による薬剤副作用のリスクの重要性は近年ますます高まっているが，「何となく診断された急性胃腸炎」の中にはこれらの薬剤に起因するものが含まれている恐れがある．

▶CASE

症　例	89歳,女性.
主　訴	嘔吐.
現病歴	施設入所中.来院前日よりふらつきがあり,日中からむせ,痰がらみがあった.夜には震えがあった.来院当日朝は起きるのも辛く,朝食は水分のみ.午前に嘔吐（吐物：透明〜黄色）があり来院.曝露歴はなし.口渇あり.
既往歴	1年前に脳卒中,11年前に貧血で入院.22年前に急性硬膜下血腫で手術,40年前に高血圧,42年前に前置胎盤早期剝離・帝王切開入院で手術歴あり.
内服歴	clonidine, ambroxol, 鉄剤, atorvastatin, furosemide, theophylline, L-アスパラギン酸カリウム, nifedipine, tandospirone, quetiapine, ramelteon, 抑肝散.
身体所見	血圧 157/93 mmHg, 脈拍数 108/分, 体温 37.1℃, 呼吸数 20. general appearance：意識レベル E3, V5, M6. 車椅子にうつむいて座っている.受け答えはするが,気怠そう.
頭頸部	舌の乾燥以外異常なし.
胸　部	心音整,肺音左下肺で湿性ラ音聴取.
腹部・四肢・神経系	異常なし.

⇒既往歴のほか,利尿薬,スタチン製剤なども内服しており,急性冠症候群や心不全は見逃せない.
⇒意識レベルのほかは脳卒中を示唆する所見に乏しい.
⇒嘔吐のほかに,口渇やふらつきは脱水を,震えや呼吸数は敗血症を示唆しているかもしれない.
⇒腹部手術歴があり,腸閉塞も考えうる.
⇒薬剤がpoly-pharmacyであるうえに,単体でも嘔吐を起こすものや電解質異常を誘発するものまで含まれている.

さらに検査でつめていこう

検査についても，red flag sign と同様に鑑別診断とリンクさせて考える．

カテゴリー1（緊急性の高い疾患のための検査）
- 心電図・胸部X線・心エコー・トロポニン：当然，急性冠症候群を強く疑ったら，心臓カテーテル検査まで考慮する．
- 簡易血糖測定
- ABG・VBG：一般的に血液ガスでチェックする項目のほかに，敗血症の乳酸アシドーシス・電解質にまで有用である．
- 頭部CT・頭部MRI：必要時．
- 眼圧計：疑ったら，ペンライト法をまず行う．
- 妊娠反応：子宮外妊娠疑いでは緊急．
- 腹部超音波：大動脈瘤や切迫破裂疑いでは緊急に行う．

カテゴリー2（緊急性はやや落ちるが，必要に応じてオーダーされるべきもの）
- 一般的な血液検査：CBC，生化学など．
- 腹部画像検査：超音波・腹部X線・腹部造影CTなど．
- 薬物血中濃度
- 甲状腺関連（TSH・T_3/T_4）・PTH・副腎：甲状腺機能低下や副甲状腺機能亢進症，副腎不全も鑑別疾患になる．

▶ CASE

マネジメント　本症例の場合，心電図で急性冠症候群は否定的とされ，採血にて血糖748 mg/dL，HbA1c 13.9%を認めた．また左下肺野に浸潤影を認めた．高血糖については，アシデミアを認めず尿中ケトン陰性であり高浸透圧性高血糖性昏睡（HHS）と診断し，ベースに未診断の2型糖尿病があり，肺炎によりHHSが惹起されたものと考えられた．

入院後，肺炎に対する抗菌薬とともに，HHSに対してはインスリン持続静注療法から開始し，インスリン皮下注を施設職員管理の下に退院可とした．

▶ from Professional

アテンディングの背中

筆者が水戸（筑波大学附属病院水戸地域教育医療センター）で内科レジデントをやっていたころ，木下先生というアテンディングがいらっしゃいました．当時，水戸ではアテンディングが関わった症例はそのチームのレジデントが担当する流れになっていました．その木下先生が当直をした日のお話です．60〜70 歳代の方が晩遅くに嘔気を訴え時間外外来に来院しました．木下先生が診察した際には，嘔気が発作的に来ることとその際は苦悶様であること以外は，これといってパッとした所見，原因はみつかりませんでした．しかし，何か木下先生の勘にひっかかるものがあったらしく，その患者さんは入院で経過観察となりました．翌早朝，再び訴えが強くなった際に，来院時にはほぼ不明瞭だった心電図変化が出現し，結果的にはその日の心臓カテーテル検査で狭窄所見がみつかりました．結局，木下チームの担当レジデントの筆者としてはほとんど新たにやることがないまま，その後退院となりました．

木下先生はどちらかといえば寡黙で，一字一句言葉で教える，というタイプの方ではありませんでしたが，「ほんとに辛そうな感じなのに，嘔気以外まったく症状がない．他に原因がはっきりしない以上やっぱり心臓は考えないといけないよね」，そんなスピリッツをその背中から教わった一件でした．

 まとめ

嘔気・嘔吐を呈する common な疾患には急性胃腸炎がある，と書いておきながら結局この項のほとんどをそれ以外に費やした．それくらい嘔気・嘔吐の原因には don't miss 疾患だけでも相当数の鑑別疾患があると肝に銘じてほしい．

クリニカルパール

- 嘔気・嘔吐は lowest-yield symptoms の1つである．より specific な随伴症状がないかチェックする．
- 何となく急性胃腸炎という診断名をつけない．嘔気・嘔吐の裏にコワい疾患はたくさんある．
- 一に血管イベント（心筋梗塞・脳卒中・腸管膜動脈閉塞症など），二に中毒，三に敗血症．ここまで考えてから体系的アプローチへ進む．

嘔気・嘔吐の原因疾患の臨床像

▶ 急性冠症候群

病態生理や解剖学的アプローチは度外視して，まずはこれを除外する．嘔気・嘔吐だけの急性冠症候群が存在することを忘れてはならない．疑ってもなお見逃しは多いが，疑わないことには始まらない．詳細は表2参照．

▶ 糖尿病性ケトアシドーシス（DKA）/高浸透圧性高血糖性昏睡（HHS）

提示した症例のように，嘔気・嘔吐や胸部不快感でくるDKAやHHSがあることを認識する必要がある．とくにDKAは，かつて原則若年者の1型糖尿病で起こるといわれた節があるが，近年高齢者の未診断の2型糖尿病の「成れの果て」となって病院に搬送されてくることが増加傾向にあり，DKA/HHS全体の死亡率に改善をみていない原因の1つと考えられる．

また，感染症や脱水など，何がDKAやHHSを誘発したのかまで熟慮する必要がある．

▶ 急性虫垂炎

今でも虫垂炎は急性腹症の原因第1位であり，ここ数十年の虫垂炎の見逃し率にさしたる減少はない．ましてや小児，高齢者や精神科疾患の併存があると，その診断はさらにむずかしい．その診断に際し，嘔気・嘔吐の尤度比は陽性・陰性ともに統計的にはほぼ有意といえない程度の値でしかない．だがしかし，虫垂炎を疑う客観的症候としての重要性はあると考える．典型的には嘔吐よりも腹痛が先行し（感度100％），痛みの移動の後，右下腹部痛を呈し，腸腰筋徴候や発熱を伴ってくる．腸腰筋徴候は反跳痛や筋性防御よりも特異度に優れている（特異度95％）．

▶ HELLP症候群

重症子癇前症のバリアント，もしくは合併症として考えられている．HELLPとはhemolysis, elevated liver enzymes, and low plateletsの頭文字をとったものであるが，これら3つがそろった完全型のほかに1つか2つを欠く部分型も存在する．

典型的には心窩部痛や右季肋部痛に悪心・嘔吐を伴い，痛みは間欠的であったり疝痛に似たりする．半数以上にそれらの症状に急激な体重増加や浮腫が先行するとされている．その他には倦怠感や頭痛，視覚症状が伴うこともある．部分型ではこれらの症状に乏しく，無症状のこともある．妊娠32±5週がもっとも起こりやすく，全妊婦の0.5～0.9％，重症子癇前症の妊婦の10～20％に起こるとされている．

嘔気・嘔吐の原因疾患の臨床像

▶ acute fatty liver of pregnancy（AFLP）
前述のHELLP症候群近縁の疾患と考えられており，子癇前症にも関連するとされている．初妊婦の第3トリメスター後半に発症することが多く，倦怠感や腹痛などの不明瞭な症状で始まり，その症状は数日かけて悪化していく．その後，頭痛，心窩部痛やひどい悪心・嘔吐を伴ってくるようになる．身体所見上は黄疸や肝性脳症の様を呈し，ひどくなると意識障害から昏睡へと至る．その他，出血斑や乏尿もみられる．病態生理は完全には未解明で，まれではあるが母体の致死率は30%と非常に高い．

▶ 急性胃腸炎
結局はこの診断名になることが少なくない．市中で圧倒的に多いのはウイルス性腸炎であるが，成人では嘔気・嘔吐よりも下痢症状がメインになることが多い．Don't miss疾患を見落とさないのはもちろんのこと，急性胃腸炎の診断名をつける前に最低限，下痢症状の有無，腹部超音波で腸管蠕動や内容物，腸管の浮腫の有無をチェックしておきたい．渡航歴などのリスクがある場合は，できる限り具体的な細菌・寄生虫の微生物名にまで考えを及ばせる必要がある．

◆ 文 献

1) William Silen, et al：Cope's early diagnosis of the acute abdomen, 22nd Ed, Oxford University Press, Oxfordshire, 2010
2) Fauci A, et al：Harrison's Principles of Internal Medicine, 17th Ed, McGraw-Hill Professional, New York, 2008
3) Simel D：The Rational Clinical Examination, McGraw-Hill Professional, 2008
4) American Gastroenterological Association Clinical Practice and Practice Economics Committee：AGA technical review on nausea and vomiting. Gastroenterology **120** (1)：263-286, 2001

13 慢性下痢

下痢がずっと続いています

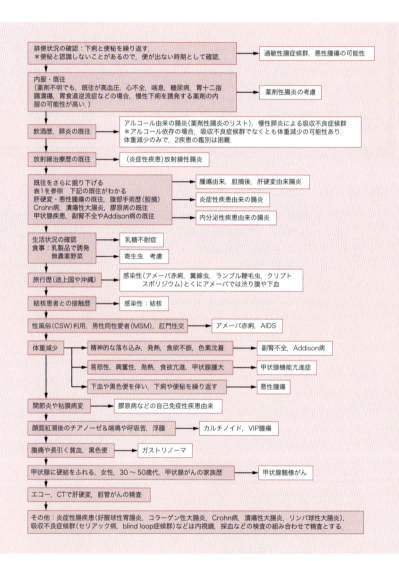

下痢とは発症から2週間以内に治まる急性下痢，4週間以上持続する慢性下痢，その中間の2～4週間の亜急性下痢がある．急性下痢の多くは感染性疾患が主であり，その他にも炎症性腸疾患，虚血性腸炎によるものがあげられる．なお，急性下痢の中には critical な疾患として急性冠症候群（acute coronary syndrome：ACS）に引き起こされた迷走神経反射による下痢や，異所性妊娠（子宮外妊娠）・腹部大動脈瘤切迫破裂などによる血液などが直腸を刺激することで急性下痢を発症することも念頭に置くべきである．

　一方で慢性下痢では感染症以外が原因になることが少なくなく，種々の原因により下痢症を呈する．そのため，非感染性も念頭に置き，詳細な医療面接と身体所見から疾患を絞っていく必要がある．また，慢性下痢では，初診で診断をつけないとならない場合は少なく，診断的治療で対応することも少なくない．

　実際問題として，慢性下痢で頻度が多い，炎症性腸疾患（inflammatory bowel disease：IBD），過敏性腸症候群（irritable bowel syndrome：IBS），薬剤性などを念頭に発症時期，頻度，内服歴，既往歴などを詳細に聴取する必要がある．

スナップ診断について

　慢性下痢の場合，スナップ診断が可能な疾患は限られてしまう．

　慢性下痢に，発熱や体重減少が加わり，そこに気道症状が出てくると，甲状腺機能亢進症や AIDS への診断が容易になる（AIDS の場合，気道症状でなく，皮膚症状が加わることもありうる）．また，慢性下痢に下血が加わることで悪性腫瘍，炎症性腸疾患，アメーバ赤痢のような感染性腸疾患が考えられる．

　しかし，いずれも慢性的に経過している疾患のため，多彩な症状が出ていることが考えられ，慢性下痢の鑑別診断の幅を狭めることが可能になっても，スナップ診断に速やかに対応できるようになるのは困難なことが多い．そのため，慢性下痢の場合はスナップ診断というよりは，次にあげる鑑別診断のリストをうまく使いこなして，診断をしていく必要性がある．

表1　慢性下痢の鑑別疾患

炎症性疾患	Crohn 病，潰瘍性大腸炎，コラーゲン性大腸炎，リンパ球性大腸炎，放射線性腸炎，好酸球性胃腸炎，膠原病などの免疫関連粘膜疾患
過敏性腸症候群	過敏性腸症候群
薬剤性	カフェイン，アルコール，H_2受容体拮抗薬，PPI，制酸剤，Mg製剤，NSAIDs，利尿薬，β遮断薬，quinidine，digoxin，lactulose，PG製剤，ticlopidine，theophylline，colchicine，metformin
吸収不良症候群	乳糖不耐症，慢性膵炎，セリアック病，腸切除後，blind loop 症候群
内分泌性疾患	甲状腺機能亢進症，副腎不全・Addison 病，カルチノイド，VIP腫瘍，甲状腺髄様がん，ガストリノーマ
感染性	アメーバ赤痢，ランブル鞭毛虫，糞線虫，クリプトスポリジウム，結核，CMV，AIDS患者
その他	(消化管) 悪性腫瘍，胆囊摘出後，迷走神経切断後，肝硬変，胆管がん，原発性硬化性胆管炎，無農薬野菜 (寄生虫)，詐病

鑑別診断のリストをつくろう

慢性下痢の原因として，①炎症性腸疾患，②過敏性腸症候群，③薬剤性，④吸収不良症候群，⑤内分泌性疾患，⑥感染性，⑦その他が主にあげられる（**表1**）．

Commonな疾患を押さえよう

1. 炎症性腸疾患　★★★
2. 薬剤性　★★☆
3. 過敏性腸症候群　★☆☆

鑑別疾患の中で，とくに common な疾患を押さえて問診を進めていくことで，効率よく診断することが可能となる．前述のとおり，炎症性腸疾患，薬剤性，過敏性腸症候群を念頭に置きつつ，問診を行っていく必要性がある．

内服薬や既往歴，手術歴，結節性紅斑や関節炎所見を確認していく必要がある．過敏性腸症候群の場合，下痢と便秘を繰り返すことが多いものの，便秘について認識が不十分なことがある．そこで，数日便が出ない時期がないかを確認したり，有形便の有無を確認したほうが望ましい．
　また，慢性下痢でも感染症由来の可能性があり，その場合は，HIV感染のリスクや免疫不全に至る基礎疾患などを確認していく必要がある．

Don't miss 疾患を押さえよう
1. 甲状腺機能亢進症　▲▲▲
2. 悪性腫瘍　▲▲△
3. 慢性感染症（結核，AIDS）　▲▲△
4. 副腎不全　▲▲▲

　鑑別診断の段階で，患者のoutcomeに大きく寄与するdon't miss疾患を想起し，その疾患を除外することが必要である．若年者であれば甲状腺機能亢進症・甲状腺クリーゼ，また内分泌疾患として副腎不全，40〜50歳以上の患者では悪性腫瘍も鑑別にあげる必要がある．また，悪性腫瘍の場合，黒色便や下血を下痢として訴えてくることも少なくないため，便の性状についても確認が必要である．
　その他，結核やAIDS患者では慢性的な感染に伴い，主訴が多彩に変化することも少なくないため，当初から念頭に置いておかない限り，見逃しやすくなる疾患でもある．
　Red flag signとして，慢性下痢に伴った体重減少をみた場合，吸収不良症候群，甲状腺機能亢進症，悪性腫瘍を鑑別にあげる必要がある．この点が，水分喪失で体重減少をきたす，急性下痢との違いでもある．

診断をつめていこう

全身状態の評価と緊急対応の有無を確認する

まずはバイタルサインを確認し，慢性下痢による脱水症状の有無などを確認していく．全身状態が安定していることを確認しつつ，診察へ進む．

下痢の状態を把握する

便の性状を水様便，脂肪便，粘液や血液を含んだ炎症性下痢便かを考える必要がある．

水様便であれば，浸透圧性と分泌性で考えることができる．浸透圧性下痢であれば，食事の中止で軽快傾向となり，食事摂取で増悪する．原因として，糖類の吸収不良（便のpH低下をきたす）や，薬剤に含有するマグネシウム（Mg）の副作用により生じる．分泌性であれば食事と関連なく1日800～1,000 mL以上の下痢便をきたす．

脂肪便では膵外分泌能低下による慢性膵炎を認めるほかに，小腸系の病変や膵胆管系の異常を考慮した精査を必要とする．

炎症性下痢便に対しては，血液の有無を確認するため，潜血反応の確認を行う必要があり，大腸内視鏡検査が有用になる．

また，下痢と訴えつつも，実際は下血や便失禁であることもあり，患者の訴えが本当に下痢であるのかを確認することも重要である．便失禁では神経筋疾患や直腸の解剖学的異常が原因になるため，診断におけるアプローチがまったく異なることに注意が必要である．

患者背景を確認する

1）年　齢

若年発症の慢性下痢では，過敏性腸症候群や炎症性腸疾患を考慮に入れる必要がある．もちろん，内分泌性や感染症由来の可能性も念頭に置く必要がある．

逆に高齢発症の慢性下痢では，過敏性腸症候群の可能性は低く，他の原因疾

表2 下痢を誘発する薬剤，既往歴

薬　剤	治療歴
胃酸抑制：H₂受容体拮抗薬，PPI	放射線治療
制酸剤：Mg 含有薬剤	胆嚢摘出後
抗菌薬：過去3ヵ月まで確認が必要	迷走神経切断後
抗炎症薬：NSAIDs，5-SAS など	肝硬変
抗レトロウイルス薬	胆管がん
降圧薬：β遮断薬，利尿薬，clonidine，methyldopa	原発性硬化性胆管炎
抗腫瘍薬	
抗不整脈薬：quinidine，digoxin，procainamide など	
経管栄養剤，lactulose	
プロスタグランジン製剤：misoprostol	
その他：colchicine，theophylline，metformin，サプリメント	

表3 CAGE スクリーニングテスト

C	cut down：今までに飲酒量を減らさなければならないと思ったことはありますか？
A	annoyed by criticism：周囲から飲酒について批判され，困ったことがありますか？
G	guilty feeling：飲酒について罪悪感を感じたことがありますか？
E	eye-opener：朝酒・迎え酒を飲んだことがありますか？

2項目以上当てはまれば，アルコール依存症の可能性が高い．

患をまずは疑っていく必要がある．頻度が多くはないものの，高齢発症では悪性腫瘍を常に忘れてはならない．

2）既往歴・内服薬（表2）

最近の入院歴や過去3ヵ月以内の抗菌薬使用歴がある場合は，*Clostridium difficile* infection（CDI）のリスクがあることを念頭に置く．

既往に免疫抑制となる疾患がある場合は，日和見感染も考慮した精査が必要になる．

膠原病を基礎疾患にもった場合は，免疫関連粘膜疾患も考慮する．

その他，薬剤性や手術歴，放射線治療歴により慢性下痢をきたすことがあるため，過去の治療歴も確認する必要がある．

3）生活状況

渡航歴の有無で，感染症による下痢の可能性も考慮する（ただし，その場合は急性下痢になることが多い点に注意をする）．また，性交渉歴などから MSM

が判明した場合は，HIV 関連腸炎としての日和見感染を忘れてはならない．

また，アルコールは摂取量を具体的に確認し，アルコール依存症が疑わしい場合は CAGE スクリーニングテストを行う（表3）．

寛解・増悪因子を確認する

前述したが，食事の中止で軽快傾向になり，食事摂取で増悪する下痢の場合は，浸透圧性下痢のことが多い．糖類の吸収不良があり，その場合は便 pH の低下をきたす．その他，内服薬に含有している Mg の副作用により下痢をきたす．

食事と関連なく軽快と増悪を繰り返す場合，過敏性腸症候群を念頭に置き，ストレス性の増悪・排便に伴った腹痛をきたしていないかを確認する．

随伴症状を確認する

慢性下痢の場合は，腹部病変以外の診察・問診が重要になることが多い．

慢性下痢に伴った体重減少をみた場合，吸収不良症候群，甲状腺機能亢進症，悪性腫瘍を鑑別にあげる必要がある．

また，皮膚病変（結節性紅斑，壊疽性膿皮症），眼病変（ぶどう膜炎），粘膜病変（口腔内アフタ）から炎症性腸疾患を考慮することも少なくない．便潜血や直腸診の際に，肛門病変の確認も必要である．とくに肛門病変から Crohn 病を疑うこともある．

その他，持続的な微熱からは炎症性腸疾患のほかに，感染症もありうる．なかには免疫抑制を伴わない健常者で下痢，微熱が持続するCMV由来の感染症（腸炎，伝染性単核球症）のこともあるので見逃してはならない（ただし，CMVでの感染の場合はおよそ3週間ほどで治癒するため，慢性下痢というよりは，亜急性下痢で治まることが多い）．同様に，局所症状が乏しく，随伴症状としては微熱や倦怠感を訴えるパターンとして結核のことがある．

 その他

　慢性下痢について，必ずしも鑑別診断全例に対して検査を行い，除外をしていく必要はない．全身状態，問診や身体診察を行ったうえで，don't miss疾患を除外し，器質的異常が強く疑われなければ，ときとして診断的加療目的に治療や対症療法を行うことも少なくない．

▶ CASE

症　　例	20歳代前半，女性．
主　　訴	体がだるく，咳，下痢が続く．
現 病 歴	約1ヵ月前から倦怠感，微熱，咳，下痢が持続している．1週間前にも当院を受診し，同症状にて急性気管支炎との診断で鎮咳薬，去痰薬を処方されていた．咳は1週間前より改善傾向だが，倦怠感が持続するとのことで受診．最終生理は約1ヵ月前で，妊娠の可能性なし．発汗普通量，睡眠は良好，食欲摂取良好だがここ1ヵ月で4kgの体重減少（体重の約10%減），気分の変調なし，もともと便秘気味だが最近は1日3回の軟便が持続する．
社 会 歴	介護職だがとくにストレスエピソードなし，旅行歴なし．
既 往 歴	特記事項なし，健康診断での異常指摘なし．
家 族 歴	両親ともに高血圧．
嗜 好 歴	飲酒なし．喫煙10本/日，咳が出てから喫煙中止している．
身体所見	JCS-0，BT 37.5℃，PR 120/分，RR 16/分，BP 124/84 mmHg，SpO$_2$ 100%（room air）．甲状腺腫大を認めるが圧痛・血管雑音認めず．他頭頸部・胸腹部に特記所見なし，皮膚所見なし，関節所見なし．

さらに検査でつめていこう

　下痢の患者で検査をする目的の1つに，下痢による全身状態の把握がある．つまり，電解質異常や脱水，栄養状態などの評価を行う必要があり，全身状態の把握を行いつつ，原因検索を行っていく．やみくもに検査を行うのではなく，病歴から考えうる疾患を考慮して検査を進めていくべきである．

　当初の検査としては採血：CBC，生化学や便潜血反応，腹部エコー，必要に応じては腹部CT（単純＋造影）を考慮していく．また，内分泌疾患や膠原病疾患，結核・HIV感染が疑われる場合には，追加で検査を行うことがある．その他，原因検索のため，注腸造影や大腸内視鏡検査・生検などを行っていく．

▶ CASE

マネジメント　本症例の場合，当初は咳症状を主訴にして来院されていた．そのため，初回診察医は気道の症状のみに注目し，他の症状を見逃しがちでいた．再診時にreview of systems（ROS）で咳以外の症状として，倦怠感，微熱，下痢の症状を導き出すことが可能となった．

　慢性下痢であることが判明し，そのうえで有意な体重減少や倦怠感，頻脈等の所見から甲状腺機能亢進症を疑い，採血にてCBC，生化学，TSH，FT_3，FT_4の検査，甲状腺エコーなどを行い，甲状腺機能亢進症に伴った諸症状と判明した．

　本症例では，抗TSH受容体抗体（TRAb），TSH刺激受容体抗体（TSAb）検査の陽性を確認した．後日の^{123}I甲状腺摂取率（場合によっては^{99m}Tc甲状腺摂取率）の追加検査より，Basedow病の確定診断に至った．治療は，妊娠の可能性がないことを確認し，methimazol（MMI）15 mg/日投与とした．

　外来フォロー時にFT_3，FT_4の低下を確かめMMI漸減とした．同時に副作用の無顆粒球症の確認目的に，血算（白血球数，白血球分画）の検査を毎回行った．

　なお，MMIは少量投与で治療開始でき，1日1回の内服が可能なためコンプライアンスの面で優れている（ただし，妊娠4～7週では胎児奇形の観点から中止，propylthiouracil（PTU）への変更を検討する．また，授乳中は乳汁移行の低さからもPTUが望ましい）．

治療にあたって

　原因検索を行いおのおのの原因に沿って治療を行うべきである．下痢に対し原因検索の段階で対症療法を行うことがあっても，むやみに不必要な抗菌薬投与は，下痢を助長させかねないため避けるべきである．

　なかには，ジアルジア（ランブル鞭毛虫）の診断的治療目的にmetronidazoleを投与することもあるが，ルーチンでの抗菌薬投与はすすめがたい．

　逆に抗菌薬投与の有用性が指摘されているのは，細菌性赤痢，旅行者下痢症，カンピロバクター感染症である．その他に，サルモネラ感染症は数％が菌血症をきたすため，生後12ヵ月未満と，50歳以上，免疫抑制の基礎疾患，悪性腫瘍，人工弁や人工血管置換術後の患者に対しては抗菌薬投与が適応になるといわれているが，いずれも慢性下痢での来院より，急性下痢での来院が主になる．

▶ from Professional

主訴としてあげられにくい「慢性下痢」

　慢性下痢は，意外と日常診療の中に隠れています．しかしながら，患者は別の訴えで受診し，慢性下痢を訴えてくれないことが少なくありません．その場合，ROSのように拾い上げる問診を行い，慢性下痢を見抜く必要があります．患者の主訴に慢性下痢が加わることによって，診断・治療方針が転換することが多々みられます．

　実際の経験症例としては，1ヵ月前からの咳で，近医X線で間質陰影を指摘され，過敏性肺炎疑いで紹介されました．30歳代の方が診察で3ヵ月持続する下痢＆体重減少が判明し，AIDS，ニューモシスチス肺炎（PCP）でした．

　同様に，難治性湿疹で皮膚科に通院する方で，1年以上下痢の持続が合併しており，下痢も皮膚症状もAIDSによるものであったと，診断に至った例があります．

　他にも，発熱，咳に加え慢性下痢を伴い，甲状腺クリーゼの診断にて，緊急対応で一命をとりとめた症例もあります．

　いずれも，慢性下痢は非常に重要な情報でありながら，患者が主訴として訴えないことが少なくありません．慢性下痢を見落とさず，拾い上げる癖をつけていただきたいと思います．

まとめ

クリニカルパール

- 慢性下痢では炎症性腸疾患，過敏性腸症候群，薬剤性を念頭に置きつつ問診していく必要性がある．
- 慢性下痢での体重減少は，脱水由来より，吸収不良症候群，悪性腫瘍，甲状腺機能亢進症を念頭に置く．
- 慢性感染症（結核，HIV 関連腸炎）由来の慢性下痢は，想起しなければ見逃しがちになる．

文 献

1) Hotouras A, et al：Diagnostic yield and economic implications of endscopic colonic biopsies in patients with chronic diarrhoea. Colorectal Dis **14**（8）：985-988, 2012
2) Hamilton W, Sharp D：Diagnosis of colorectal cancer in primary care：the evidence base for guidelines. Fam Pract **21**（1）：99-106, 2004
3) Donowitz M, et al：Evaluation of patients with chronic diarrhea. N Engl J Med **332**（11）：725-729, 1995
4) 日本甲状腺学会（編）：バセドウ病治療ガイドライン 2011，南江堂，東京，2011
5) Konishi T, et al：Drug discontinuation after treatment with minimum maintenance dose of an antithyroid drug in Graves' disease. Endocr J **58**（2）：95-100, 2011

慢性下痢の原因疾患の臨床像

▶ コラーゲン性大腸炎/リンパ球性大腸炎
中高年の慢性下痢の1つで，薬剤（NSAIDs, PPI, ticlopidine）の抗原性由来と考えられているが，詳細な原因はいまだ不明瞭．生検でコラーゲン性大腸炎とリンパ球性大腸炎に分けられる．一方で診断確定のために全例の大腸内視鏡，生検を行うことは cost effective ではない．

▶ 過敏性腸症候群
若年で発症し，排便時に腹痛を伴いやすい．また，ストレスで増悪することがあり，下痢と便秘を繰り返す．2～3日間，排便がみられない期間があっても，便秘と認識していないこともあるため，連日の有形便の有無を確認して排便状況を確認する必要がある．また，高齢者で同様な下痢と便秘を繰り返したり，体重減少をきたす場合には腸管の悪性腫瘍を鑑別に入れるべきである．

▶ 薬物・アルコール性
表2にあげたとおり，種々の薬剤が下痢を誘発しかねない．基礎疾患とともに，内服薬や最近変更した薬剤，またここ3～4ヵ月の抗菌薬の投与歴を確認していく必要がある．疑わしい薬剤の一時中止を行う．

▶ 甲状腺機能亢進症
喘息や胃腸炎症状として見落とされがちな疾患の1つである．低K血症や体重減少，易疲労感などが認められれば，甲状腺機能の精査を行う必要がある．見逃して甲状腺クリーゼに至ると死に至ることがあり，don't miss な疾患でもある．

▶ Addison病/副腎不全
下痢や嘔吐，体重減少，食欲不振のほかに，全身倦怠感，易疲労感，精神的な落ち込み，筋痛，発熱，関節痛，色素沈着等の多彩な症状を呈する．起立性低血圧や低Na血症，高K血症，リンパ球増多，好酸球増多などの所見も呈する．見逃すことで副腎不全からショックへ至る可能性があるため，don't miss な疾患である．

▶ 悪性腫瘍
便秘，下痢を繰り返したり，血便・潜血便を伴うことが多く，高齢者に多い．50歳以上であればリスクは常にあるが，40歳以上でも疑わしければ大腸内視鏡を検討してもよいと考えられる．しかし，寝たきりの高齢者の場合，治療に結びつかない可能性も少なくないため，本人のADL，治療を考慮し腹部CT，エコーなどを行い，状況に応じて大腸内視鏡を考慮する．

▶ blind loop 症候群
盲管に腸内細菌が増殖し，脂肪やビタミンB_{12}などを消費してしまう．その結果，吸収障害をきたしてビタミンA, D, E, Kの欠乏をきたす．経験的な抗菌薬の投与や再手術が必要になることがある．脂肪便や体重減少をきたすことがある．

14　腰痛

2ヵ月以上腰が痛いのですが・・・

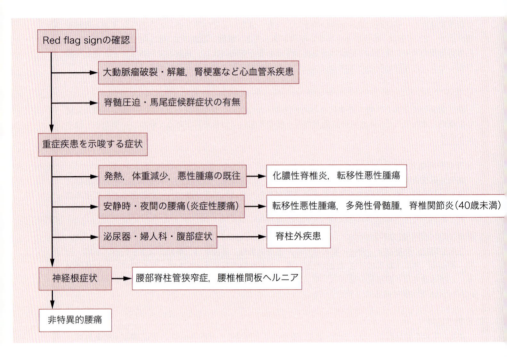

腰痛はきわめてありふれた症状であるが，そのうち9割は原因不明である．腰痛の原因にはどのようなものがあるだろうか？　容易に思い浮かぶものは，腰椎椎間板ヘルニア，腰部脊柱管狭窄症，骨粗鬆症，圧迫骨折といった，いずれも整形外科的疾患であろう．しかし，内科的疾患で腰痛を呈するものは実は非常に多く，しかも見逃してはいけないものが少なくない．腰痛をみるとき，危険な疾患を除外していくことがまず重要である．

腰痛の鑑別診断は膨大であるが，5％は命に関わる疾患である．逆にいえば，それさえ除外できれば時間をおいて経過をみることができる．

命に関わる疾患をあげると，悪性腫瘍（転移性骨腫瘍，多発性骨髄腫，悪性

表1 腰痛の red flag sign

・**年齢** 50歳以上（女性），骨粗鬆症のある男性 ・**全身症状** 説明のつかない体重減少，発熱 ・**痛み** 突然発症，改善しない（1ヵ月半以上），夜も眠れない	・**背景因子** ステロイド・免疫抑制状態，糖尿病，骨粗鬆症既往，手術歴 ・**神経症状，とくに膀胱直腸障害**

［米国放射線科医学会2011より］

リンパ腫，脊髄腫瘍），感染症（化膿性脊椎炎，骨髄炎，硬膜外膿瘍），血管/神経病変（大動脈解離，脊髄梗塞）である．red flag sign を表1にあげた．

スナップ診断してみよう

以下にスナップ診断が可能な典型的症例をあげる．

80歳男性，4年前からの腰痛，および両側臀部から下肢後面の痛み・しびれあり．次第に症状は進行し，下肢痛は歩行時出現し，止まると痛みが消失する（間欠性跛行）．直立位で悪化し，前屈で腰痛は改善する．

高齢患者の腰痛，偽跛行，坐骨神経痛から腰部脊柱管狭窄症と導き出される．

鑑別診断のリストをつくろう

腰痛の原因疾患は，①機械的障害（97％），②非機械的障害（1％），③内臓疾患（2％）に分類される（表2）．

Commonな疾患を押さえよう

❶ 疲労性腰痛	★★★
❷ 加齢性変化，腰椎椎間板ヘルニア	★★☆
❸ 腰部脊柱管狭窄症	★☆☆

表2 腰痛の原因疾患

1. 機械的障害（97％） 　疲労性腰痛（70％） 　加齢に伴う椎間板や関節面の変性（10％） 　腰椎椎間板ヘルニア（4％） 　腰部脊柱管狭窄症（3％） 　圧迫骨折（4％） 　脊椎すべり症 2. 非機械的障害（1％） 　悪性腫瘍：多発性骨髄腫，がん転移，悪性リンパ腫，脊髄腫瘍，後腹膜腫瘍など	感染症：骨髄炎，椎間板炎，硬膜外膿瘍，帯状疱疹 　炎症性疾患（しばしばHLA-B27と関連）：強直性脊椎炎，乾癬性脊椎炎，反応性関節炎，炎症性腸疾患，Paget病など 3. 内臓疾患（2％） 　骨盤疾患（前立腺炎，子宮内膜炎，慢性PID） 　腎疾患（尿路結石，腎盂腎炎，腎周囲膿瘍） 　大動脈瘤 　消化器疾患（膵炎，胆嚢炎，穿孔性潰瘍）

腰痛の95％は機械的障害である．もっとも多いのは疲労性の急性腰痛で，数日〜数週間で自然に治ることが多い．次いで加齢性の変性に伴う腰痛，椎間板ヘルニアと続くが，とくに高齢者，閉経後女性，ステロイド内服中患者では骨粗鬆症による腰椎圧迫骨折に注意する．

Don't miss 疾患を押さえよう

＜緊急性の don't miss 疾患＞
1. 大動脈解離　　　　　　　　　　　　　　　▲▲▲
2. 馬尾症候群（脊髄圧迫）　　　　　　　　　▲▲▲

＜非緊急性の don't miss 疾患＞
1. 悪性腫瘍（がん転移，多発性骨髄腫など）　▲△△
2. 感染症（椎間板炎，硬膜外膿瘍など）　　　▲▲△

腰痛の9割以上は命に関わらない機械的障害であるからこそ，重篤な疾患を見逃さないようにアンテナを張る必要がある．つまり，多発性骨髄腫や転移性骨腫瘍などの悪性腫瘍，骨髄炎や椎間板炎，硬膜外膿瘍などの感染症，大動脈解離等の可能性を常に念頭に置かねばならない．とくに，進行する神経学的異常所見をみたら重篤な疾患が隠れている可能性が高い．腰痛の非機械的障害はことごとく"don't miss"な疾患ばかりである．

診断をつめていこう

▶ 緊急疾患を除外する

　血管系疾患，脊髄圧迫・馬尾症候群について：突然の腰背部痛では大動脈解離を疑う．痛みの移動や冷汗の有無をきき，バイタルサインと脈の欠失の有無をチェックする．脊髄圧迫症状の初期には神経所見の異常がとれないことも多い．「腰痛がどんどんひどくなり歩けない」，「臥位でも改善しない」の訴えがあれば，積極的に疑う．約20％は悪性腫瘍によるもので，対麻痺，腱反射消失，膀胱直腸障害，肛門周囲の感覚消失が特徴的であるが，ここまで進行すると不可逆的になる．直腸診で肛門括約筋の弛緩の有無を確認する．

▶ Don't miss 疾患を除外する

　感染症，悪性腫瘍，腹部内臓疾患（関連痛），炎症性疾患（強直性脊椎炎など）：病歴でとくに重要なものは「発熱，体重減少，夜間痛，悪性腫瘍や感染症の既往」である．担がん患者ではがん転移のリスクを常に考える．若年発症（40歳未満）の慢性腰痛では強直性脊椎炎は頭に入れておきたい．ポイントは，「朝に強い腰痛，運動で改善，夜間痛みで目覚める」である．炎症性疾患は他に反応性関節炎などがあり，性感染症の既往の有無や炎症性腸疾患の有無（発熱や持続する下痢など）をチェックする．皮膚や爪も診察し，乾癬や爪点状陥没の有無も確かめる必要がある（乾癬性関節炎）．

　また，腹部内臓疾患の関連痛として腰痛が生じることがあり，胆嚢炎，消化性潰瘍，膵炎などが鑑別にあがる．食事，アルコールとの関連性を確かめる．

▶ 機械的障害か非機械的障害かを見分ける

　日常診療で腰痛を訴える患者でもっとも多いのは坐骨神経痛であろう．患者は「足の付け根から下のほうにビリッとくる」という訴えをすることが多い．坐骨神経痛とは正確には「腰仙部の神経根障害」であるが，その原因である腰椎椎間板ヘルニアや腰部脊柱管狭窄症をうまく除外/診断する方法はあるだろ

うか？　たとえば，椎間板ヘルニアは片側性に，脊柱管狭窄症は両側性にしびれや感覚異常を伴うことが多い．

　また，足の感覚障害の評価のみで，以下のようにヘルニアの位置をある程度予測できる．
・ヘルニアの位置は L4：内果領域，L5：母趾領域，S1：外果領域である（※）．
・除外には SLR (straight leg raising) 試験，診断には筋萎縮と腱反射をみる．
・椎間板ヘルニアの 98％は L4〜5，L5〜S1 で起こる．

　1）SLR 試験：仰臥位で，患側下肢を進展させたまま他動的に拳上させる．10〜60°で疼痛が誘発されれば陽性となる（感度91％，特異度26％）．足の背屈で痛みが増強すれば L5，S1 の神経根障害である．

　2）crossed straight leg raising 試験：同じく仰臥位で，健側下肢を同様に拳上させると患側に疼痛が誘発される．感度は低いが特異度が高い（感度29％，特異度88％）．

※膝関節の腱反射低下（L4），足関節/母趾の背屈力低下（L5），アキレス腱反射低下/爪先立ち不可（S1）．

▶ CASE

症　例	65歳，男性
主　訴	腰痛
現病歴	ANCA 関連血管炎の既往あり，prednisolone 5 mg/日内服中． 　2ヵ月以上続く腰痛と体重減少（3 kg/月）を主訴に受診した．SLR 試験は陰性だが脊柱に沿って圧痛を認める．発熱はない． 　⇒体重減少，ステロイド使用中，免疫抑制状態などの red flag sign が陽性である．悪性腫瘍や感染症などの重篤な疾患の精査が必要！

さらに検査でつめていこう

　病歴と身体所見である程度疾患を鑑別したら，検査を行う．とくにred flag signに1つでも当てはまる場合は，画像を含め積極的な精査が必要である．MRIは高価だが，被曝はなく，膿瘍や腫瘍の評価により適している．

　レベル1の検査（頻度が高い疾患を調べる）：非特異的腰痛は頻度が高いが，画像と臨床症状は一致しないことが多い．患者の強い希望でX線を撮ってはみたものの，まったく正常であったということはよく経験するのではないだろうか．急性腰痛でも，外傷やred flag signがなければ血液検査やX線検査が不要であることは強調されるべきである．

　レベル2の検査（頻度が低い疾患を調べる）：red flag signが当てはまる疾患は頻度こそ低いが重篤なものが多く，見逃してはいけない．以下の疾患を疑えば血液検査やX線，MRIを行う．

- 圧迫骨折（閉経後女性，ステロイド使用歴）→腰椎X線2方向を撮影する．微小な椎体変化は写らない．変形と痛みの強さは相関しないので，X線上の変化の割に疼痛が強い場合は腰椎MRIを考慮する．
- 悪性腫瘍（悪性腫瘍の既往，体重減少，発熱，夜間痛，安静で改善しないなど）→腰椎X線2方向，CBC，生化学（Ca，総蛋白，アルブミン），蛋白分画（γ-グロブリン），腰椎MRI．
- 感染症（菌血症の既往，発熱など）→腰椎MRI，血液培養（最低2セット），CRP/ESR．
- 大動脈解離（突然発症，冷汗）→造影CT．
- 強直性脊椎炎→HLA-B27，CRP/ESR．

▶CASE

マネジメント　体重減少，罹病期間，免疫抑制状態の情報から，悪性腫瘍や骨髄炎を疑って腰部MRIを施行したところ，T2強調画像で3椎体にわたる高信号を認め，骨生検により化膿性脊椎炎と診断された．抗菌薬の投与が開始された．

▶ from **Professional**

若い腰痛患者をみたら・・・

　40歳以下で腰痛の症状を訴える患者がいたら，脊椎関節炎をまず思い浮かべたいところです．強直性脊椎炎，炎症性腸疾患関連関節炎，乾癬性関節炎，反応性関節炎がHLA-B27関連疾患として脊椎関節炎を起こします．強直性脊椎炎は男性に多いと考えられていましたが，男女比は3：1で，女性でも疑うべき疾患です．女性のほうが進行が遅く，炎症の程度も男性ほど強くないため，X線上異常所見（強直など）を認めないことも多いです．血液検査上，炎症反応陰性であることも4割程度で認め，症状や診察所見から脊椎関節炎を疑うことが重要です．炎症性腸疾患（Crohn病や潰瘍性大腸炎）の既往や診断がされていなくても，脊椎関節炎のどのタイプも軟便・下痢を呈したり，無症候性でも大腸カメラで炎症所見を認めます．乾癬様の皮膚所見や眼の充血（ぶどう膜炎）も合併もあります．すなわち，脊椎関節炎の4つの型の臨床症状がオーバーラップしてくることを理解しておきたいところです．

 まとめ

 クリニカルパール

- 腰痛はcommonな疾患であるからこそ，red flag signを見逃すな！
- とくに「体重減少，発熱，夜も眠れない痛み」には何かある！

腰痛の原因疾患の臨床像

▶ 疲労性腰痛
運動不足や座位での仕事がリスクとなる．ほとんどが1週間程度で自然軽快するが，長く続く場合はNSAIDs内服が有効である．いわゆる「ギックリ腰」はcommonであるが，病態は不明である．

▶ 坐骨神経痛
腰痛と，神経根圧迫による疼痛が下肢・下腿に放散する．90%がL5/S1の病変であり，足関節や母趾の背屈力の低下（L5），アキレス腱反射の低下/爪先立ちができない（S1）などの症状に注目する．

▶ 骨粗鬆症
T12〜L1を伴う場合に多い．咳，くしゃみでも誘発される．高齢者，閉経後女性，甲状腺機能亢進症，副甲状腺機能亢進症，関節リウマチ，ステロイド内服の有無を確認する．

▶ 化膿性脊椎炎/硬膜外膿瘍
発熱，腰痛が典型的だが，発熱を欠く場合もある（とくに結核菌群など）．菌血症の既往がある場合，血行動態学的に菌が定着し膿瘍を形成することがある．

▶ 悪性腫瘍
感染症と同じく発熱，体重減少を伴うことがある．多発性骨髄腫や転移性腫瘍の場合，他の骨にも浸潤していることがあり，腰椎以外に異常に痛む箇所がないか確認する（胸骨など）．

▶ 脊椎関節炎
若年者（40歳未満）の腰痛では鑑別に入れる．朝方に強く，運動で改善する腰痛が特徴的である．末梢性関節炎として，DIP・PIP関節炎やアキレス腱付着部炎の病歴を聴取する．関連症状として下痢や腹痛，乾癬，眼球充血（ぶどう膜炎）の所見を探す．HLA-B27との関連が指摘されている．

文献

1) Deyo RA, et al：Low back pain. N Engl J Med **344**（5）：363-370, 2001
2) Chou R, et al：Diagnosis and treatment of low back pain：a joint clinical practice guideline from the American College of Physicians and the American Pain Society. Ann Intern Med **147**（7）：478-491, 2007
3) 金城光代，吉田 剛：頸部痛，腰痛・背部痛．レジデントノート **13**（増刊2）：398-407, 2011

15 関節痛

いろんな関節で痛みが移動します

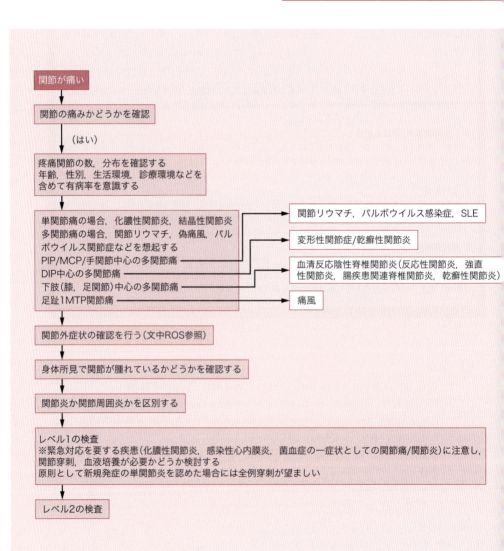

「関節が痛い」が実際に何を意味しているのかを確認することが第一歩である．

実際に痛みが関節由来であれば，まずは関節痛と関節炎を分け，関節炎がある場合には単関節炎と多関節炎でアプローチを分ける．急性単関節炎を認めた場合には原則として穿刺を考慮する．また，多関節炎については関節外症状を注意深く聴取し，疾患に特徴的な病歴と合わせての診療アプローチを考慮することが大切である．

スナップ診断してみよう

関節痛の主訴でスナップ診断可能な典型例としては，以下のような症例がある．

25歳男性，とくに既往歴なし．バスケットボールをしていてジャンプして着地したときに右膝の痛みが出現し，「膝のところで音がして，ガクッと外れたように思う」と訴えて，歩行困難となったために友人とともに救急外来へ来院した．身体所見上は右膝関節に腫脹を認めており，伸展に制限を認めた．前方引き出しテストは陽性であった．膝関節裂隙の圧痛はなかった．単純写真では明瞭な骨折は指摘されなかったものの，関節腫脹が強かったことから関節穿刺を施行し，血性の関節液を採取した．経過からはスポーツ時の外傷に伴う右膝外傷性関節内血腫＋前十字靱帯損傷が疑われ，整形外科コンサルトとなった．後日MRIにて前十字靱帯損傷が確認されたが，再建術施行の方針となった．

表1　関節の痛みの原因疾患

単関節の痛み	多関節の痛み
変形性関節症	変形性関節症
外傷・骨折	関節リウマチ
痛風	ウイルス性関節炎
偽痛風	膠原病関連関節炎
骨壊死	血清反応陰性脊椎関節炎
化膿性関節炎	感染性心内膜炎
滑液包炎	痛風
	偽痛風
	リウマチ性多発筋痛症

 鑑別診断のリストをつくろう

関節の痛みの原因疾患については，表1にあげたような疾患を想起する．

Commonな疾患を押さえよう

＜単関節の痛み＞
1. 外傷・骨折　★★★
2. 結晶性関節炎　★★★
3. 滑液包炎　★★☆
4. 変形性関節症　★☆☆

＜多関節の痛み＞
1. 関節リウマチ　★★★
2. 結晶性関節炎　★★★
3. 変形性関節症　★★☆
4. リウマチ性多発筋痛症　★☆☆

　Commonな疾患として，単関節の痛みでは外傷・骨折，結晶性関節炎，滑液包炎，変形性関節症などがあげられる．多関節の痛みでは，関節リウマチ，結晶性関節炎，変形性関節症，リウマチ性多発筋痛症などがあげられる．

Don't miss 疾患を押さえよう

＜単関節の痛み＞
1. 化膿性関節炎　⚠⚠⚠

＜多関節の痛み＞
1. 感染性心内膜炎　⚠⚠⚠

Don't miss 疾患としては，単関節の痛みでは化膿性関節炎，多関節の痛みでは，感染性心内膜炎があげられる．

診断をつめていこう

▶ 「関節が痛い」が実際に何を意味しているのかを確認する

実際には関節の痛みでなく，筋痛・全身の疼痛などを「関節が痛い」という言葉で訴えて来院する場合がある．関節の痛みを主訴として診療を始めてよいかどうかは，はじめに問診で確認すべきである．

▶ 痛みのある関節の数，分布に着目する

その次に，単関節の痛みなのか，多関節の痛みなのかを確認するとよい．次に，関節の分布を確認する．PIP（近位指節間）/MCP（中手指節間）/手関節なら関節リウマチ，DIP（遠位指節間）関節が中心なら変形性骨関節症/乾癬性関節炎，下肢（膝，足関節）が中心なら血清反応陰性脊椎関節炎（反応性関節炎，強直性関節炎，腸疾患に関連する脊椎関節炎，乾癬性関節炎），足趾の1MTP（第1中足趾節）関節なら痛風などが想起される．

▶ 年齢・性別・生活背景・診療環境を含めて有病率を意識する

年齢・性別を意識することは大切である．たとえば多関節炎であれば，関節リウマチを鑑別の中心として考えることになるが，実際のところ若年女性であれば全身性エリテマトーデス（SLE），パルボウイルスB19感染症などの可能

性も常に考慮し，高齢者であれば悪性腫瘍関連，リウマチ性多発筋痛症なども意識する．

　また，生活背景も有用な情報である．たとえば単関節炎の場合，壮年男性であれば，アルコール多飲歴，高血圧・脂質異常症・高尿酸血症などの背景を確認し，痛風性関節炎を中心として鑑別を考慮することになろう．糖尿病，免疫抑制薬内服などの背景があれば，化膿性関節炎の可能性を考慮すべきである．

　また，診療環境は有病率を考えるうえで大切な情報である．一般診療所での外来，夜間救急外来，専門診療科外来での疾患は大きく異なる．現実には，「関節が痛い」と訴える患者すべてに関節炎を認めるわけではなく，プライマリ・ケアを中心とした診療所での外来と，リウマチ膠原病科の専門外来では関節炎の有病率が異なるのは自明である．夜間休日外来に来院する患者群では比較的急性の，疼痛の強い疾患群が受診することが多く，結晶性関節炎（痛風，偽痛風），感染症などの可能性が高くなると思われる．

関節外症状に注意する

　関節外症状は関節炎の鑑別に有用なことが多い．また，患者が関節外症状を自発的に申し出てくれる場合もあるが，そうでないことも多く，ROS（review of systems），問診票などを有効に使っての聴取が望まれる．病歴聴取の中で関節痛以外の病歴が目立つ場合には，注意が必要である．たとえば，関節痛とともに夜間を中心とした不明熱・弛張熱が前景に立つようであれば，成人発症Still病，悪性腫瘍関連，悪性リンパ腫，感染症，サルコイドーシスなどの可能性を考慮すべきである．

　その他の確認したい病歴としては，以下があげられる．罹患期間，先行感染（溶連菌，性感染症など），小児との接触歴（パルボウイルス），家族歴（関節リウマチ，膠原病），ドライアイ・ドライマウス，日光過敏症，Raynaud症状，排便間隔・便性状（下痢，血便，黒色便の有無：炎症性腸疾患），体重変化（悪性腫瘍など），薬剤投与歴，皮疹の有無，血液曝露，渡航歴，職歴，性交渉歴，ペインスケールでの疼痛評価，疼痛の生活への影響・機能制限など．

関節痛と関節炎を区別する

　まずはじめに，関節が腫れてはいないが痛みのある「関節痛」と，関節が腫れていて，かつ痛みのある「関節炎」とを分けることが大切である．関節痛と関節炎はプレゼンテーションの中で混同して使用されることが多いが，関節痛は自覚症状，関節炎は他覚的所見であり，両者は大きく異なる．所見として関節が見た目で腫れているか，熱感を伴っているか（通常は関節の血流は乏しく，熱感は認められない），可動域制限があるか（滑膜肥厚，液体貯留を反映している可能性がある）などを確認する．患者本人の正常な所見との比較はむずかしいが，左右差を確認したり，自分の関節と比較して異常所見があるかどうかを確認するのは1つの手段である．

 ## 関節炎と関節周囲炎を区別する

　関節炎と関節周囲炎の区別はしばしば困難であるが，参考になるのは，関節直上の圧痛があるか（あれば関節，滑液包・腱鞘沿いなら関節周囲），自動痛と他動痛の比較（他動痛が強ければ関節内，自動痛が強ければ関節周囲），疼痛が誘発される方向の確認（全方向なら関節内，そうでなければ関節周囲）などであり，注意深く観察すべきである．

　その他の確認すべき身体所見としては，以下があげられる．眼瞼結膜・手指先端出血点（感染性心内膜炎疑い），甲状腺腫大・圧痛の有無（甲状腺関連関節炎疑い），心音（心雑音：感染性心内膜炎疑い），呼吸音（fine crackles：関節リウマチ，筋炎などに合併した間質性肺炎疑い），腹部所見，爪周囲所見（出血点：強皮症疑い，紅斑：筋炎疑い），皮膚所見（乾癬性関節炎疑い）など．

緊急対応を要する疾患をチェックする

　化膿性関節炎，感染性心内膜炎，菌血症の一症状としての関節痛/関節炎に注意する必要がある．とくに多関節の痛みが主訴の場合，関節リウマチ，膠原病関連疾患，偽痛風などを想起しやすいが，発熱（とくに悪寒戦慄を伴う場合）を伴ったり全身状態が不良な場合などには，感染症の除外を最優先に行う必要がある．

▶ CASE

症　　例	70歳, 男性.
主　　訴	関節の痛み, 発熱, 呼吸困難感.
現 病 歴	来院2ヵ月前より右後頸部, 右肩, 右肩甲骨周囲の疼痛を自覚, 同時期から食事量が5割程度となり, 体重が減り始めた. 1ヵ月前より38℃近くの発熱を自覚し, その後も解熱せず. また, 同時期から疼痛部位が移動し, 2週間前より左膝周囲に疼痛が出現し1週間で消失, 10日前より5日前までは左足背痛, 5日前より右手首痛, 来院当日からは右足首に痛みが移動した. 体重はこの2ヵ月で15 kgほど減少した. 来院時にはごく軽度の呼吸困難感の合併があった. 内科初診外来をwalk-inで紹介受診となった.
既 往 歴	胃潰瘍, 脂質異常症.
生 活 歴	30年前まで20本/日の喫煙歴あり, ビール1 L/日の飲酒歴あり, 直近の渡航歴はない. 不特定多数との性交渉歴はない.
身体所見	General impressionとしてはややぐったりしており, バイタルサインでは呼吸回数20/分, 脈拍121/分, 血圧160/62 mmHg, 体温38.6℃, SpO₂ 85% (room air)とやや頻呼吸で, 頻脈, 低酸素血症, 発熱を認めた. その他所見として, 眼球結膜には出血点なし, 心尖部を中心としてLevine分類でⅢ/Ⅵ程度の収縮期雑音あり, 呼吸音は雑音聴取せず, 手指・足趾には出血点なし, 右手関節内側に軽度の発赤と腫脹を認め (写真参照), 左足背にも発赤・腫脹を認めた.

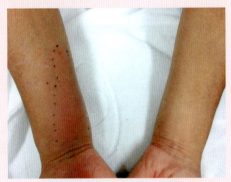

右手関節内側の軽度発赤と腫脹

さらに検査でつめていこう

レベル1の検査（身体疾患のうち，比較的頻度が高い関節リウマチ，変形性関節症，結晶性関節炎などの評価のために行う検査）：血算，白血球分画，生化学，CPK，電解質，赤沈，FT_4，TSH，検尿，胸部・手指・足趾単純写真，リウマトイド因子，抗CCP抗体，抗核抗体．

関節液評価（結晶性関節炎を疑うときには偏光顕微鏡での検鏡，化膿性関節炎を疑うときにはグラム染色・関節液培養）．

※化膿性関節炎を含め，菌血症を背景に疑う場合は血液培養を必ず提出する．

レベル2の検査（やや頻度が低い関節リウマチ以外の膠原病関連関節炎，パルボウイルス感染症の診断のために行う検査）：ガムテスト・Schirmerテスト・抗SS-A抗体（Sjögren症候群を疑う場合），抗ds-DNA抗体・抗Sm抗体（SLEを疑う場合），ヒトパルボウイルスB19抗体IgM（パルボウイルス感染症を疑う場合）．

▶ from Professional

失敗（診断エラー）に学ぶために

"Emergency medicine is a laboratory of diagnostic error"という格言があるほどに，救急外来は診断エラーが起こりやすいといわれています．診断という作業はなかなかに困難で，diagnostic clues（決め手となる手掛かり）が後から出てくることもあり，さらに環境要因（混雑した状況），診断側の要因（身体的，精神的な問題）など，さまざまな要因でエラーが誘発されやすいです．最近はMorbidity and Mortality Conferenceが開催される部門，教育病院が増えてきていますが，大切なことは診断エラーに出会った人間の個人的な責任に落とし込もうとするのではなく，まずシステムの問題があるのではないかと考え，原因結果分析を行うことです．こういった内容について，自施設で振り返りの場を形成することも大切ですが，自主学習ツールも数多く存在します．代表的なものとして，米国政府のAHRQ（Agency for Healthcare Research and Quality；医療品質研究調査機構）が行っているweb M & M（https://psnet.ahrq.gov/webmm）があります．興味をもたれた方は一度アクセスしてみることをおすすめします．

▶ CASE

マネジメント　本症例では関節痛以外にも発熱，心雑音，低酸素血症などが目立つ．感染症の否定からアプローチを開始すべきと思われたため，救急外来へ患者を搬送し，初期対応を開始した．

急性の多関節炎の鑑別の考え方として，関節炎の出現のしかたで，simultaneous（同時多発），additive（徐々に増える），migratory（移動性）の3つに分けて考える方法がある．今回のように移動する関節痛をみた場合，考えるべき疾患としては，リウマチ熱，淋菌性関節炎，サルコイドーシス，全身性エリテマトーデス，Lyme病，感染性心内膜炎，急性白血病などがあげられる[1,2]．

本症例では関節炎というよりは腱周囲の所見が目立った．移動性の腱滑膜炎と考えると，血行動態から感染しうるのは淋菌感染症，非定型抗酸菌症などであるが，心雑音・低酸素血症は説明が困難であった．移動性関節炎の鑑別から感染性心内膜炎を想起し，血液培養3セットを提出したうえで循環器科コンサルト，経胸壁心臓超音波検査にて僧帽弁前尖の弁瘤形成と穿孔，重度の僧帽弁逆流を認め，感染性心内膜炎の診断となった．

感染性心内膜炎と筋骨格症状の関連についての総説[3]によると，180例の感染性心内膜炎患者のうち，50例に膠原病様の症状があり，19例で筋痛/関節痛，17例で背部痛/頸部痛，14例で明瞭な関節炎（8例が単関節炎，6例が多関節炎），2例で足の腱滑膜炎を認めたという報告があった．本症例は臨床的には腱滑膜炎を認めており，この報告に合致するものと思われた．

また，ある総説[4]では，感染性心内膜炎192例中52例の患者で筋骨格症状が一番最初，もしくはそれに近いくらいに早期に出現する症状であったとされている．感染性心内膜炎の初期症状としての筋骨格症状の認識は大切であり，膠原病関連疾患と勘違いされ診断が遅れる可能性がある．

まとめ

クリニカルパール

- 関節の痛みを訴える患者が来院したら，実際に関節炎があるかどうかを評価する．
- 関節外症状が診断のカギとなることが多い．
- 関節腫脹があるが診断がつかないときには，専門診療科へのコンサルトを考慮すべきである．

謝辞 本項の執筆にあたり，東京都立多摩総合医療センターリウマチ膠原病科 島田浩太先生より多大なご支援をいただきました．この場をもって御礼を申し上げます．

文献

1) Pinals RS：Polyarthritis and fever. N Engl J Med **330**（11）：769-774, 1994
2) Mies Richie A, Francis ML：Diagnostic approach to polyarticular joint pain. Am Fam Physician **68**（6）：1151-1160, 2003
3) Meyers OL, Commerford PJ：Musculoskeletal manifestations of bacterial endocarditis. Ann Rheum Dis **36**（6）：517-519, 1977
4) Churchill MA Jr, et al：Musculoskeletal manifestations of bacterial endocarditis. Ann Intern Med **87**（6）：754-759, 1977

関節痛の原因疾患の臨床像

▶ 関節リウマチ
　若年～高齢の女性で，手指を中心とした小関節を中心に多関節炎を長期間呈した場合には，鑑別の上位にあがる．有病率としてはわが国では100人に1人といわれ，関節リウマチと診断する前には，他疾患の除外が必要である．

▶ 変形性関節症
　高齢の患者で，DIP関節を中心として，ごく軽度の滑膜炎を随伴してもよいが，むしろ指関節は骨性肥大が目立ち，関節腫脹・熱感などの関節炎を疑う所見を欠くことが多い．骨びらんまでは伴わないことが多い．関節リウマチとの鑑別が困難なこともある．

▶ 結晶性関節炎
　高齢の患者で，変形性関節症を背景にもった膝，手，肩関節などでの関節炎が発生した場合，偽痛風が疑われる．偽痛風が疑われた場合には，両手関節・恥骨結合・両膝関節での石灰化の有無を単純X線写真で評価する．画像は診断補助になるが，関節穿刺を施行することが望ましい．結晶の有無の評価のためには，偏光顕微鏡での評価が必要である．
　痛風については，アルコール多飲歴，肥満，高血圧，利尿薬使用などが背景にある男性に急性の関節炎が発生した場合に想起すべきで，高尿酸血症も診断の補助となる．確定診断は関節液での評価で行われるべきである．

▶ リウマチ性多発筋痛症
　高齢者に上腕，大腿などの近位筋の筋痛を中心としたこわばり，疼痛などが出現した場合に想起する．対称性に症状が出現し，身体所見では筋痛を有することが多い．関節炎を有することもあるが，原則として筋痛のほうが目立つことが多い．微熱，倦怠感，食欲低下などを伴うこともある．全身状態は良好なことが多いが，疼痛による影響でADLの低下が目立つことが多い．

▶ パルボウイルス感染症
　りんご病患者，幼少児との接触歴のある若年女性では常に考慮する．体幹部に淡い皮疹を呈する場合もあるが，所見がないこともある．

▶ 悪性腫瘍関連関節炎
　高齢者，体重減少，食事摂取量低下などを伴っている場合には，常に鑑別にあがる．

▶ Sjögren症候群
　ドライアイ（眼が常にごろごろする），ドライマウス（ペットボトルを常に持ち歩く，水がないと食物の嚥下が困難）などの病歴があれば，Sjögren症候群を疑いガムテスト/サクソンテスト・Schirmerテストを施行する．

▶ 全身性エリテマトーデス（SLE）
　比較的若年の女性で，日光過敏症，Raynaud症状，発熱，身体の浮腫，顔面の紅斑などの病歴などがある場合，鑑別にあがる．抗核抗体陰性の場合，SLEの可能性は非常に低い．

関節痛の原因疾患の臨床像

▶ 多発性筋炎/皮膚筋炎
近位筋を中心とした筋痛，筋力低下がある場合には鑑別にあがる．徒手筋力テストでの評価，ヘリオトロープ疹，Gottron 徴候などを確認する．CK，アルドラーゼなどの筋原性酵素を評価する．

▶ サルコイドーシス
ものがだぶってみえる（複視），霞んでみえる（霧視）場合には考慮する．ぶどう膜炎の有無を確認する．

▶ Behçet 病
繰り返す口内炎，陰部潰瘍があるときには常に考慮する．毛嚢炎様の皮疹，結節性紅斑，口腔内アフタ，ぶどう膜炎の有無などを確認する．

▶ 掌蹠膿疱症性骨関節炎
手掌と足底に皮疹を繰り返す場合には鑑別にあがる．手掌と足底の無菌性膿疱の有無を確認する．

▶ 強直性脊椎炎
朝に強く，活動開始後または運動後に軽減する腰痛，体幹部のこわばりなどを認める場合には考慮する．腰部関節可動域制限の有無（Patrick 試験，Schober 試験）を確認する．

▶ 反応性関節炎
眼の充血，尿道からの分泌物，先行感染の病歴などがある場合には考慮する．結膜炎の有無を確認する．

▶ 乾癬性関節炎
乾癬を疑うような慢性経過の皮疹の病歴がある場合には常に考慮する．乾癬の皮疹が出てくるタイミングが関節炎の後であることも多く，早期からの診断が困難な場合もある．銀白色の鱗屑を伴う紅斑，爪の変形，眼症状（ぶどう膜炎）の有無などを確認する．

▶ 感染性心内膜炎
長期間続く発熱が背景にある場合，移動性の関節炎を呈する場合，状態が悪い場合には常に考慮する．随伴症状としての筋骨格症状は診断のきっかけとして重要であり，その一環として関節疼痛を呈することがある．関節炎・腱滑膜炎を呈することもある．眼瞼・手指・足趾の出血点，心雑音，心不全徴候などを確認する．

▶ 化膿性関節炎
糖尿病，免疫抑制薬内服などを背景にもった患者が強い単関節の痛みを訴えて来院し，状態が悪い場合には常に考慮する．原則としては単関節炎だが，血流感染症に伴う二次性の場合に多関節炎としての表現がありうる．

16 四肢のしびれ

半年前から歩くと両足がしびれます

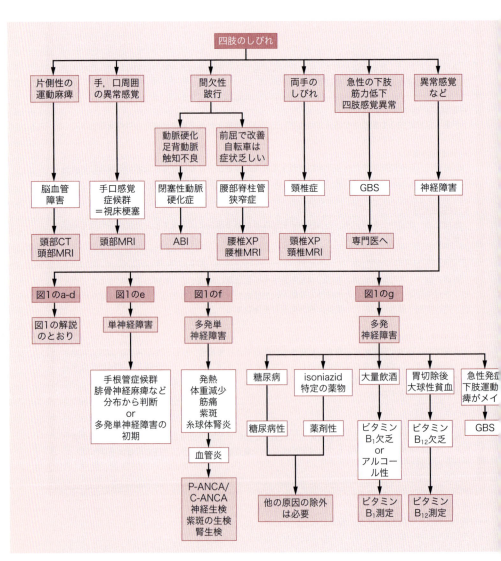

「しびれ」について

しびれは外来で目にすることの多い訴えであるが，診断に苦慮することも多い．多くの場合，異常感覚（刺激によらずピリピリ，ビリビリ感じること），錯覚感（刺激がないのに針やピンで刺されているように感じること），感覚鈍麻（感覚の減衰）などの感覚障害を意味しているが，患者によっては運動麻痺を「しびれ」と表現することがあるため注意が必要である．中枢性疾患，脊髄・神経根の障害，末梢神経障害などの神経系の疾患のみならず，血流障害やパニック障害などの精神疾患まで原因は多岐にわたる．詳細な問診で，発症様式，経過，しびれの性質や分布を確認し，身体所見を確認することが診断のために非常に重要である．

スナップ診断してみよう

スナップ診断が可能なものとしては過換気症候群（パニック発作），腰部脊柱管狭窄症，閉塞性動脈硬化症，手根管症候群，糖尿病性末梢神経障害，脳出血，脳梗塞，急性動脈閉塞症などがある．発作性に繰り返す手足のしびれで，頻呼吸，助産師の手徴候を認めれば過換気症候群の可能性が高い．ただし，頻呼吸の原因として肺塞栓などの疾患が隠れていることがあるので注意が必要である．歩行後に両足のしびれが出現する，いわゆる間欠性跛行を認める場合には，腰部脊柱管狭窄症か閉塞性動脈硬化症のどちらかが原因である可能性が高く，足背動脈の触知が不良であれば閉塞性動脈硬化症がより疑わしくなる．母指から環指の母指側の3本半の指（正中神経の支配領域）がしびれ，明け方に痛みが強い場合には手根管症候群が疑われる．経過の長いコントロール不良の糖尿病患者に手袋靴下型の神経障害を認めた場合は，糖尿病性神経障害の可能性が高い．また急性発症の片側性の運動麻痺の場合には，脳梗塞や脳出血などの中枢の血管病変の可能性が高く，緊急対応が必要である．急性動脈閉塞症は心房細動や動脈硬化の既往のある人で，四肢の1つに急速に腫脹や痛み，血色不良が出現した場合に疑う．

以上を踏まえて四肢のしびれの red flag sign としては以下のようなものがあげられるだろう．①突然の片側性の運動麻痺，②手と口周囲の異常感覚，③両

側下肢の運動麻痺＋感覚異常，④心房細動＋四肢の突然の痛み，腫脹など．それぞれ①脳血管障害，②視床梗塞，③Guillain-Barré症候群（GBS），④急性動脈閉塞症の可能性を示唆する．それぞれ緊急を要する疾患であるため注意してほしい．

鑑別疾患のリストをつくろう

Commonな疾患を押さえよう

1. 頸椎症　★★★
2. 腰椎椎間板ヘルニア　★★★
3. 腰部脊柱管狭窄症　★★★
4. 手根管症候群　★★☆
5. 糖尿病性末梢神経障害　★★☆
6. 閉塞性動脈硬化症　★☆☆
7. 過換気症候群，パニック障害　★☆☆

通常の外来で遭遇する可能性が高いcommonな疾患としては，頸椎症，腰椎椎間板ヘルニア，腰部脊柱管狭窄症，手根管症候群，糖尿病性末梢神経障害，閉塞性動脈硬化症，過換気症候群，パニック障害などがある．これらの疾患は病歴聴取と身体所見であたりをつけることが可能であり，スナップ診断が可能なこともある．そのため，まずはこのcommonな疾患の鑑別を進めると効率がよい．

Don't miss 疾患を押さえよう

1. 脳梗塞（とくに手口感覚症候群）　⚠⚠⚠
2. Guillain-Barré症候群（GBS）　⚠⚠⚠
3. 急性動脈閉塞症　⚠⚠⚠
4. 脊髄腫瘍　⚠⚠△
5. 血管炎　⚠⚠△

頻度がまれであっても，見逃すと重篤な結果をきたす疾患は押さえておく必要がある．脳梗塞はときに，運動麻痺を伴わず片側の口と手の異常感覚のみを症状として発症する場合があるので，注意が必要である．GBS は両下肢から進行する運動麻痺が主体ではあるが，麻痺を「しびれ」として訴えられることがあることと，感覚障害を伴うこともあるため注意が必要である．急性動脈閉塞症は緊急の治療が必要になり，またスナップ診断が可能なことから見逃さないようにしたい．脊髄腫瘍はまれではあるが両側性のしびれの原因となることがあり，慢性経過で徐々に悪化する場合には考慮する必要がある．血管炎では下肢のしびれを訴えることが多く，たいていは発熱や体重減少などの症状を伴う．

診断をつめていこう

▶ 緊急対応を要する病態をチェックする

　バイタルサインを確認し，全身状態が安定しているかを確認するが，しびれを訴えることができる人は通常は落ち着いていることが多い．緊急対応を要する疾患は 2 つあり，中枢性の血管病変と急性動脈閉塞症である．片側性の運動麻痺の場合に，脳梗塞や脳出血などの中枢性の血管病変を疑うことに異論はないだろう．しかし運動麻痺がない場合でも，視床限局性の障害で対側の手掌と口周囲に異常感覚を生じることがあるので，注意が必要である．なお，これを手口感覚症候群と呼ぶ．急性動脈閉塞症は，四肢の 1 つに急性に疼痛，蒼白，脈拍喪失，異常感覚，麻痺が生じた場合に疑うが，すべてがそろうことはまれである．

▶ しびれの質を病歴，身体所見で確認する

　しびれが運動麻痺なのか，感覚障害なのか，その両方であるのかを確認する．四肢遠位の運動麻痺があれば GBS を考える必要がある．また，どういった状況で出現するのかも確認する必要がある．たとえば歩行後に下肢のしびれが出現する間欠性跛行の場合は，腰部脊柱管狭窄症や閉塞性動脈硬化症を示唆する．

しびれの発症形式，経過を病歴で確認する

　突然発症であれば血管性病変が，急性から亜急性の経過であればGBSや血管炎が，慢性の経過であれば末梢神経障害や閉塞性動脈硬化症，腰部脊柱管狭窄症，腰椎椎間板ヘルニアが，発作性に繰り返す場合にはパニック障害や過換気障害が疑われる．

患者背景をチェックする

　先行感染の有無（上気道炎，腸炎），アルコール多飲歴，糖尿病，動脈硬化性病変，脂質異常症や心房細動，胃全摘の既往や薬剤内服歴を確認する．先行感染はGBSの可能性を，動脈硬化の既往は閉塞性動脈硬化症の可能性を高める．コントロール不良の糖尿病があれば，糖尿病性末梢神経障害が強く疑われる．心房細動があれば急性血管閉塞症を鑑別にあげる必要がある．また，胃全摘後5年以上経過していればビタミンB_{12}欠乏の可能性がある．抗がん薬であるvincristineやcisplatin，抗結核薬であるisoniazidは，末梢神経障害をきたすことが知られているので内服歴に注意したい．内服についてはこちらから尋ねない限り詳細を話してくれないことも多く，積極的に処方の具体的内容を確認していくとよい．

しびれの分布を病歴，身体所見で確認する

　しびれの分布を確認することは，感覚障害の鑑別を進めるうえで非常に重要である．①大脳病変，②下位脳幹病変，③脊髄病変，④神経根障害，⑤単神経障害，⑥多発単神経障害，⑦多発神経障害のパターンに分類できる（**図1**）．それぞれに対応する疾患は**表1**を参考にされたい．ただし，血管性病変や心因性疾患の判別には役立たないことに注意が必要である．

しびれ以外の随伴症状に着目する

　しびれ以外の症状に着目すると鑑別がスムーズに進む場合がある．膀胱直腸障害があれば脊髄の病変を，発熱，体重減少，筋痛などがあれば血管炎を，め

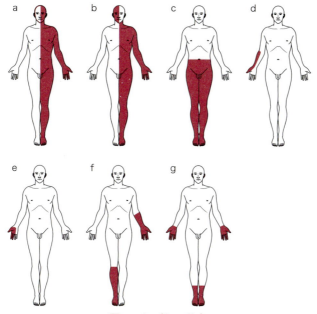

図1　しびれの分布

a：大脳病変．病変の対側の顔面を含む半身の感覚障害が出現する．
b：下位脳幹病変．病変側の顔面と病変の対側の半身の感覚障害が出現する．
c：脊髄病変．横断性の脊髄病変の場合，障害部位以下すべてに両側性の全感覚障害，筋力低下が出現する．脊髄空洞症，脊髄半側の病変の場合には異なるパターンをとる．
d：神経根障害．障害された神経の皮膚デルマトームに沿った部分に感覚障害が出現する．図中ではC6を示している．
e：単神経障害．単一の神経領域のみに感覚障害が出現する．図中では正中神経を示している．
f：多発単神経障害．複数の末梢神経が非対称性に散在性に障害される．多くの場合血管炎である．
g：多発神経障害．末梢神経が対称性に障害され，手袋，靴下型のパターンとなるが下肢から出現することが多い．

まい感，呼吸困難感，動悸，発汗，ふるえ，冷感を伴うようであればパニック障害を疑う．

表1　四肢のしびれの原因

中枢性	単神経炎	炎症性脱髄性疾患
脳梗塞	手根管症候群	Guillain-Barré 症候群（GBS）
脳出血	多発単神経炎	慢性炎症性脱髄性多発神経炎
脊髄・神経根性	血管炎	血管閉塞性
頸椎症	多発神経炎	急性動脈閉塞症
横断性脊髄炎	糖尿病	閉塞性動脈硬化症
腰椎椎間板ヘルニア	アルコール性	心因性
腰部脊柱管狭窄症	ビタミン B_1 欠乏	過換気症候群
脊髄腫瘍	ビタミン B_{12} 欠乏	パニック障害
末梢神経障害	薬剤性	

赤字は common な疾患を示す．

鑑別に必要な身体所見を確認する

　深部腱反射，straight leg rising test（SLR），膀胱直腸障害，Tinel 徴候[*1]，Phalen 徴候[*2]，足背，動脈の触診，しびれのある部分の色調，紫斑（とくに触知可能な）は診察で確認をする必要がある．注意が必要なのは Tinel 徴候，Phalen 徴候で，手根管症候群に対する感度，特異度は報告によって差はあるものの，感度が 23〜60％と 10〜91％，特異度は 64〜91％と 33〜86％とされる．そのため，この所見のみで判断をすることは避けたほうがよい．紫斑，とくに触知可能な紫斑を認めた場合には，血管炎に伴う神経障害の可能性が高い．

[*1]Tinel 徴候：手根管の叩打による正中神経領域の異常感覚の増悪．
[*2]Phalen 徴候：1分間の手関節屈曲による正中神経領域の異常感覚の増悪．

心因性の疾患をチェックする

「しびれ」を訴える心因性の疾患としては，過換気症候群とパニック障害がある．この2つの疾患は混同されがちであり，関連はあるものの厳密には別個の疾患である．

まずは上記の1〜8をチェックして，鑑別疾患の臨床像に当てはまるかを考える．当てはまるような場合はその疾患の可能性が高く，多くの場合それはcommonな疾患である．

▶ CASE

症 例	65歳，男性．
主 訴	両足のしびれ．
現病歴	半年ほど前から両足のしびれが出現した．徐々に悪化してきたため外来を受診．しびれは両側の膝より先にあり，とくに足先に強い．また歩行により出現し，安静にて改善する．徐々に歩ける距離が短くなり，しびれだけでなく痛みを伴うようになった．
既往歴	10年来高血圧，脂質異常症があり，コントロールは不良．糖尿病はない．
家族歴	特記すべき事項なし．
嗜好歴	飲酒なし，喫煙30本/日．
身体所見	血圧が150/70 mmHgと高血圧を認める以外バイタルサインは問題なし．胸腹部にも異常所見を認めない．足背動脈は両側触知不良．運動麻痺や感覚障害は認めない．

⇒慢性経過の両下肢のしびれであるが，運動麻痺や感覚障害を身体所見上認めない．

⇒末梢神経障害の初期には，しびれの自覚以外所見を認めないことがあるため完全には否定できないものの，間欠性跛行を認めることから腰部脊柱管狭窄症や閉塞性動脈硬化症が疑われる．

⇒患者背景からは高血圧，脂質異常症があり，動脈硬化の可能性がある．さらに足背動脈が触知不良なことから腰部脊柱管狭窄症よりも閉塞性動脈症が強く疑われる．

さらに検査でつめていこう

　しびれの鑑別は多岐にわたり，そのぶん検査も幅広くなる．しかし手当たり次第に検査を行うことは偽陽性の可能性を高め，かえって混乱することが多い．医療コストの面からも手当たり次第の検査はすすめられない．まずは病歴，身体所見から鑑別疾患を絞り，可能性が高い疾患に対して確定診断できる検査をオーダーするとよい．またdon't miss疾患については，通常の外来であれば可能性は低く，病歴などから疑われる場合にのみ検査を追加すればよい．

　レベル1の検査（比較的頻度が高く，病歴・身体所見から可能性が高いと考えられる疾患をチェックするための検査．具体的にはcommonな疾患として取り上げたものなどがそれに当たる）：頸椎単純X線，頸椎MRI，腰椎単純X線，腰椎MRI，血糖値，HbA1c，ABI/PWV，動脈血液ガス分析など．可能性が高い疾患に応じて検査を選択する．パニック障害についてはDSM-Ⅳの診断基準を用いる．手根管症候群は典型的症状であれば，臨床的にスナップ診断できることが多い．脳梗塞や脳出血を疑う場合は頭部CTや頭部MRIを施行する．

　レベル2の検査（比較的頻度が少ない，脊髄腫瘍，横断性脊髄炎，血管炎，ビタミンB_1欠乏，ビタミンB_{12}欠乏，GBS，急性動脈閉塞症などが病歴などから疑われた場合に行う検査）：脊髄MRI，p-ANCA，c-ANCA，尿検査，皮膚生検，神経生検，ビタミンB_1，ビタミンB_{12}，腰椎穿刺，造影CTなど．また施行可能な施設は限られているが，神経伝達速度をチェックすると末梢神経障害であるかどうか判断ができ，診断の助けになる．

▶CASE

マネジメント　本症例では閉塞性動脈硬化症が強く疑われる．診断を確定するために足関節上腕血圧比（ABI）検査を行う．診断がつけばコントロール不良の高血圧と脂質異常症の治療を強化し，歩行距離改善のためcilostazolを投与する．また潰瘍や壊死を伴うようになれば血行再建術も検討する必要があり，その場合には造影CTや血管造影が必要になる．腰部脊柱管狭窄症の可能性は低いものの，腰椎単純X線は侵襲も少なく行ってもよいだろう．閉塞性動脈硬化症が否定的であれば，末梢神経障害の初期の可能性を考慮して鑑別を進めることになる．

▶ from Professional

経験が少ないうちはパターンにとらわれるなかれ

　右下腿外側のしびれ＋足が垂れるということを主訴に受診された患者様．腓骨神経領域の異常感覚と下垂足があり腓骨神経麻痺の診断はすぐにつきました．問診を行うと，発熱，体重減少，筋痛があり，下腿には紫色の触れることのできる「あざ」があるとのことでした．この時点で診断はついたも同然です．小血管主体の血管炎が疑われ，紫斑の生検，ANCA，尿検査を行い，Churg Straus 症候群の診断に至りました．神経生検は診断，治療方針に影響を与えるとは考えられず行いませんでした．このように「neuropathy＋炎症＋紫斑（とくに触知できる紫斑）」があれば血管炎を疑うことは（幾度か経験すれば）むずかしいことではありません．問題は自分の経験したパターンから外れているときにどう判断するかです．たとえばこの症例でいえば，紫斑がなくても血管炎は否定できないのですが，紫斑にとらわれすぎると血管炎の可能性を否定してしまうことになります．ここですべてを述べることはむずかしいので，1つだけ述べますが自分の経験が少ないうちは，自分の過去のパターンと同じでないからといってその疾患を否定することは控えたほうがよいでしょう．

 まとめ

 クリニカルパール

- 病歴，身体所見からしびれの質，発症形式，経過，分布を確認して鑑別を絞る．
- 原因として多いのは頸椎症，腰椎椎間板ヘルニア，手根管症候群，糖尿病性末梢神経障害，閉塞性動脈硬化症，パニック障害である．

四肢のしびれの原因疾患の臨床像

▶ **脳梗塞**
　急性発症の片側性の症状が特徴．運動麻痺を伴わず口と手のみに症状をきたす，手口感覚症候群に注意．

▶ **頸椎症**
　神経根症状と脊髄症があるが，しびれは脊髄症に伴う症状である．手のしびれで発症し，進行すれば下肢のしびれが出現する．両側の手のしびれで疑う．

▶ **腰部脊柱管狭窄症**
　間欠性跛行が特徴である．腰椎単純X線が診断に役立つ．

▶ **手根管症候群**
　女性に圧倒的に多い，手のしびれの原因である．夜間から早朝にかけて増悪する正中神経領域のしびれが特徴である．明らかな原因のない特発性が大部分であるが，透析アミロイドーシス，関節リウマチ，甲状腺疾患，原発性アミロイドーシスが背景にあることがある．

▶ **血管炎**
　血管炎は，障害される血管の大きさによって分類される．しびれは小〜中血管が主体の血管炎でみられ，多発単神経障害による．通常は末梢神経障害以外に発熱や体重減少，筋痛，血尿などの症状を伴うことが多い．

▶ **糖尿病性末梢神経障害**
　多発神経障害の原因でもっとも多い．糖尿病歴の長い患者の両下肢遠位のしびれが特徴で，振動覚の低下を伴う．多発神経障害であるが，病初期には上肢の症状は伴わない．

▶ **Guillain-Barré症候群（GBS）**
　上気道炎（マイコプラズマ）や感染性腸炎（カンピロバクター）などの先行感染後1〜2週間で発症する．四肢の遠位の運動麻痺が特徴で，感覚障害を伴うことが多い．呼吸筋麻痺をきたすこともあり注意が必要である．先行感染は7割程度にしか認めない．

▶ **閉塞性動脈硬化症**
　動脈硬化による四肢の慢性的な動脈閉塞を指し，下肢に多い．間欠性跛行，皮膚温低下，疼痛，足背動脈の血流不全などが特徴．動脈硬化のリスクの有無が診断に重要である．

▶ **過換気症候群**
　厳密な定義はないものの，精神的ストレスや痛みなどを契機に頻呼吸をきたす疾患で，しびれなどの症状を自覚することがある．

▶ **パニック障害**
　不安障害の一種であり，繰り返す予期せぬパニック発作と，発作が再び生じるのではないかという予期不安が特徴である．パニック発作の症状の1つに異常感覚がある．過換気を伴うことはあるが必須ではない．

文献

1) 山下謙一郎, 吉良潤一：早期の対応が必要な症候：感覚障害. medicina **49**（4）：622-625, 2012
2) 薄 敬一郎：しびれ：鑑別診断のポイント. 治療 **83**（6）：69-74, 2001
3) 亀山 隆：手足のしびれ, 異常感覚. レジデントノート **13**（13）：2394-2405, 2011
4) 児玉知之：一般臨床医のためのメンタルな患者の診かた・手堅い初期治療, 医学書院, 東京, 2011
5) Hughes RAC：Peripheral neuropathy. BMJ **324**（7535）：466-469, 2002

17 意識障害

家族が話しかけても反応しません

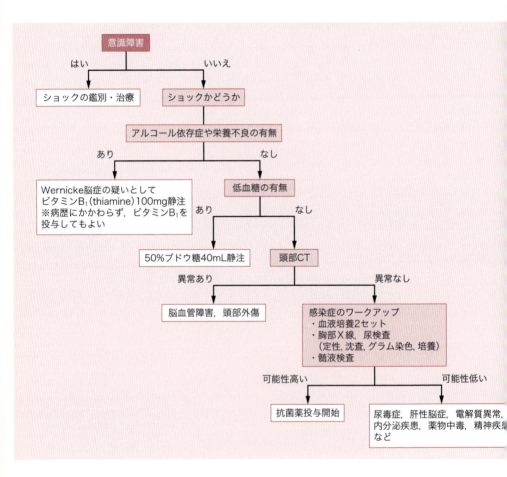

意識という言葉には，「覚醒している（awake）」という要素と，「自分自身および外界を認識している（awareness）」という要素の2つがある．一般的に意識障害というと，主として前者の覚醒度の障害を指すことが多いが，せん妄な

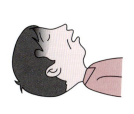
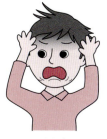

意識レベルの低下　　　　　　せん妄

図1　覚醒度の障害と意識変容

どのように意識内容の変化（意識変容）を伴う場合がある（図1）．意識障害はスナップ診断できることもあるが，スナップ診断できなかった場合は対応に困ることもあるのではないだろうか？　意識障害の鑑別診断は多岐にわたり，覚えるのも容易ではない．本項では意識障害のスナップ診断と，それができなかった場合の分析的アプローチについて記載する．

スナップ診断してみよう

スナップ診断は確定診断するまでの時間が短く，検査も少なくて済み，効率よく診断できる．一方で，自分が不慣れな領域の診断をスナップ診断のみに頼ることは危険である．意識障害のスナップ診断の例を以下にあげる．

- 突然発症の意識障害＋神経脱落症状＋Cushing徴候（高血圧，徐脈，低換気）
  →**脳血管障害**
- 転倒歴＋緩徐に発症する意識障害→**慢性硬膜下血腫**
- 意識障害＋自室のゴミ箱から大量の薬のカラ（press through package：PTP）
  →**大量服薬（薬物中毒）**
- 糖尿病患者の意識障害＋冷汗→**低血糖**
- 肝硬変の既往や飲酒歴＋緩徐に発症する意識障害→**肝性脳症**
- COPD患者の意識障害→**低酸素血症，CO_2ナルコーシス**

表1 意識障害の鑑別診断："AIUEO TIPS"

A	Alcohol	急性アルコール中毒，Wernicke脳症，アルコール離脱症候群
I	Insulin	低血糖，高血糖（糖尿病性ケトアシドーシス，非ケトン性高浸透圧性昏睡）
U	Uremia	尿毒症
E	Encephalopathy Electrolytes Endocrinopathy	脳症（肝性脳症など） 電解質異常（Na，Ca，Mg） 内分泌疾患（甲状腺クリーゼ，副腎不全）
O	Oxygen Overdose	低酸素血症，高CO_2血症，CO中毒 薬物中毒
T	Trauma Temperature Tumor	脳挫傷，頭蓋内出血（急性/慢性硬膜下血腫，急性硬膜外血腫） 低体温，高体温（熱中症，悪性症候群） 脳腫瘍
I	Infection	中枢神経系感染症（髄膜炎，脳炎，脳膿瘍），敗血症
P	Psychogenic Porphyria	精神疾患（転換性障害，統合失調症などの緊張病，詐病） ポルフィリア
S	Stroke/SAH Seizure Shock	くも膜下出血，脳出血，脳梗塞 痙攣 ショック，循環不全

［文献1）より引用，改変］

 鑑別診断のリストをつくろう

　意識障害の鑑別診断を記憶するのに，覚えやすい語呂合わせが知られており有用である（表1）．

Commonな疾患を押さえよう

1. 脳血管障害　★★★
2. 感染症（肺炎，尿路感染症など）　★★★
3. 頭部外傷　★★☆
4. 薬物中毒　★☆☆
5. 精神疾患　★☆☆

米国の大学病院の救急外来に訪れた意識障害患者の頻度は，脳血管障害（28％），中毒（21％），頭部外傷（14％），精神疾患（14％），感染症（10％），代謝・内分泌疾患（5％）と報告されている．わが国では2/3が脳血管障害や頭部外傷で，残りの1/3が代謝・内分泌疾患や中毒である．また，感染症もcommonである．敗血症や髄膜炎ではもちろん意識障害をきたすが，高齢者では一般的な肺炎や尿路感染症でも軽度の意識障害をきたすことが多い．

Don't miss 疾患を押さえよう

1. ショック　　　　　　　　　　　　　　　▲▲▲▲
2. 低血糖　　　　　　　　　　　　　　　　▲▲▲△
3. 敗血症，髄膜炎　　　　　　　　　　　　▲▲▲△
4. Wernicke 脳症　　　　　　　　　　　　　▲▲△△
5. 脳血管障害，頭部外傷（とくに慢性硬膜下血腫）　▲△△△

　見逃してはならない疾患を5つあげた．

　1）**ショック**：意識障害というと脳血管障害や頭部外傷に目を奪われがちであるが，敗血症性ショック，循環血液量減少性ショック（出血性を含む），閉塞性ショック，心原性ショックを見逃してはならない．ショックがある場合は，意識障害の検索よりもショックの鑑別・治療が優先されることが重要である．

　2）**低血糖**：みつければすぐに治療でき，劇的に改善するため，どの検査よりも先に簡易血糖測定を行う．

　3）**感染症**：敗血症や髄膜炎が見逃せない．

　4）**Wernicke 脳症**：ビタミン B_1 を補充すれば改善が見込める点と，低血糖患者で血糖のみ補充するとビタミン B_1 が消費されて，Wernicke 脳症を起こすことがある点で重要である．

　5）**脳血管障害，頭部外傷**：とくに慢性硬膜下血腫を押さえたい．ごく軽度の意識障害や認知症の悪化として一般外来へ来院することも多く，簡単な手術で治療可能であるため見逃せない．

　意識障害の red flag sign をまとめると，表2のようになる．いずれも見逃してはならない病態や疾患に直結しており，早急な対応が必要である．

表2 Red flag sign

ショック（敗血症性，循環血液量減少性，閉塞性，心原性） 低血糖 突然発症の意識障害（脳血管障害） Cushing 徴候（頭蓋内病変）	四肢の運動麻痺（脳血管障害，低血糖） 眼球運動障害（脳幹出血・梗塞，Wernicke 脳症） pinpoint pupil（橋出血，オピオイド中毒，コリン作動性薬中毒）

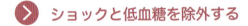

診断をつめていこう

▶ ショックと低血糖を除外する

　バイタルサインの中でもとくに頻脈や軽度の血圧低下がないかチェックし，ショックを除外する．糖尿病患者でなくてもすぐに簡易血糖測定を行い，低血糖を除外する．

▶ 病歴を家族や周囲の人から聴取する

　意識障害患者では本人から病歴聴取できないことが多いため，家族や友人など，周囲の人からできるだけ情報を得ることが重要である．

▶ 発症様式をチェックする

　患者がいつまで普段どおりだったか，いつからどのようにして意識障害が発症したのかを確認する．急性発症の場合は脳血管障害，頭部外傷，薬物中毒を考える．「○時○分○秒」といえるくらいの突然発症の場合は，脳血管障害であることが多い．数日から数週間にわたる緩徐な発症の場合は，全身疾患（代謝・内分泌疾患，感染症，肝性脳症，尿毒症など）を考える．

▶ 既往歴をチェックする

　高血圧，脂質異常症，糖尿病，虚血性心疾患，心房細動，脳血管障害の有無を確認し，脳血管障害のリスクを見積もる．糖尿病患者ではとくに低血糖や高

血糖を考える．先行する転倒歴や外傷歴がないかを確認する．また，うつ病や統合失調症などの精神疾患がないか，大量服薬の既往がないかも確認する．

▶ 薬物歴をチェックする

　インスリンや血糖降下薬を内服している患者では，とくに低血糖のリスクが高い．睡眠薬や抗不安薬，抗精神病薬について確認する．違法薬物の使用についても尋ねる．甲状腺疾患治療薬やステロイド長期内服の有無も確認し，甲状腺クリーゼや副腎不全のリスクを把握する．

▶ 嗜好歴をチェックする

　喫煙歴は脳血管障害のリスクである．アルコール摂取量を確認し，CAGEスクリーニングテスト（「01 全身倦怠感」参照）を行い，アルコール依存症の有無について評価する．アルコール多飲者の約10％に肝硬変を認めるといわれており，肝性脳症の危険因子である．

▶ 環境要因を洗い出す

　患者の部屋やゴミ箱の中に薬のカラがないかを確認する．抗精神病薬や抗うつ薬，睡眠薬内服中の患者でとくに注意する．どのような住居に住んでいるか，どのような環境で発見されたかも重要である．冬に公園に住んでいるホームレスは低体温が示唆され，夏に換気のわるい暑い部屋で発見された高齢者は熱中症が示唆される．

▶ 特異的な症候に注目する

　1）Cushing 徴候：高血圧，徐脈，低換気は器質的な脳病変に対する特異度が高い．頭部外傷のない意識障害患者において，収縮期血圧 160 mmHg 以上は特異度94％とされる．

　2）四肢の運動麻痺：脳血管障害が示唆されるが，低血糖でも片麻痺となることはよく知られている．

3）眼球運動障害：脳幹出血や脳幹梗塞が示唆される．Wernicke 脳症では，両側外転障害や眼振が古典的 3 徴に含まれる．
　4）pinpoint pupil：瞳孔が左右とも 1 mm 未満の場合を指す．橋出血やオピオイド中毒，コリン作動性薬中毒でみられる．
　5）羽ばたき振戦：肝性脳症，腎不全などの代謝性脳症でみられる．姿勢を保持するための筋緊張が瞬間的に欠如するために生じる，非律動的な運動である．
　6）眼球突出，甲状腺腫大：甲状腺機能亢進症が基礎疾患にあることが示唆され，甲状腺クリーゼを疑う手掛かりとなる．
　7）顔面への腕落下試験：顔を避けて落ちる場合は，ヒステリーなどの精神疾患を考える．

▶ CASE

症　例	52 歳，女性．
主　訴	意識障害．
現病歴	（夫より病歴聴取，季節は夏）受診前日の夕食時，食事に箸をつけるのみで返事もせず，ぼーっとしていた．受診当日の朝も横になっており，あまり動かなかった．声をかけると開眼したが，発語はなかった．よく昼までは寝ているので様子をみていたが，その後も畳の上で寝たまま起きてこなかった．14 時ごろ，夫が買い物へ出て 17 時ごろ帰宅したが，変わらない様子で反応がわるいため総合内科外来を受診した．冷房はかかっていなかったが，窓は開いておりそれほど暑くは感じなかった．
既往歴	特記事項なし．
内服歴	zolpidem．
社会歴	夫，息子，娘と 4 人暮らしである．派遣の仕事をしており，ホテルでの宴会の給仕が多い．
嗜好歴	喫煙，飲酒はしない．
身体所見	体温 36.4℃，血圧 120/84 mmHg，脈拍 80 回/分，呼吸数 16 回/分，SpO$_2$ 98％（室内気），JCS 10，GCS E3V4M5．心音，肺音に異常はない．腹部に異常はない．
神経所見	瞳孔 3/3 mm，対光反射正常，睫毛反射正常，咽頭反射正常，腕落下試験両側陽性，膝落下試験両側陽性，深部腱反射正常，Babinski 反射陰性，項部硬直はない．

さらに検査でつめていこう

　脳血管障害や頭部外傷は頻度が高いため，すぐに頭部CT検査を行いたくなるが，その前に簡易血糖測定を行い，低血糖を除外することが重要である．

　レベル1の検査（簡単に検査できる，かつ見逃せない低血糖，肝障害，腎障害，電解質異常，尿路感染症，肺炎や肺気腫，頻度が高い脳出血や頭部外傷のスクリーニングのために行う検査）：簡易血糖測定，CBC，生化学検査（AST，ALT，T-Bil，Cr，BUN，Na，Ca），検尿，胸部X線，頭部CT．

　レベル2の検査（やや頻度が低いWernicke脳症や内分泌疾患，髄膜炎，脳梗塞や脳症の検査．病歴，身体所見やレベル1の検査から存在が疑われる場合は追加する）：動脈血液ガス，ビタミンB_1，NH_3，ACTH，コルチゾール，TSH，FT_3，FT_4，髄液検査，頭部MRI，血液培養2セット．

▶ CASE

マネジメント　気道，呼吸，循環に大きな問題はなく，簡易血糖測定は正常範囲内であった．zolpidemの大量服薬を疑い，夫へ自室にzolpidemのカラがないか確認したところ，次回受診時までの大量のカラがみつかった．入院翌日には，ほぼ意識清明となった．希死念慮の有無と程度，背景にうつ病がないかを確認し，精神科紹介を考慮する必要がある．

▶ **from Professional**

意識障害にまつわるピットフォール

　意識障害の患者に出会ったときに，まず簡易血糖測定を行うことは比較的浸透しているようです．一方で，ショックと意識障害が併存するときに，ショックの治療や原因検索を行わないまま，意識障害の検索（とくに脳血管障害を疑った頭部CT）に走ってしまう場面をしばしば目にします．ショックと意識障害が併存するときは，ショックの治療や原因検索が優先されることを今一度，強調したいと思います．

　意識障害＝脳血管障害という思い込みもよくみられます．頭部CT，頭部MRIに多くの時間を費やした後に，commonな感染症である肺炎や尿路感染症に伴う意識障害だったという症例を何度もみてきました．とくに高齢者で発熱を伴う意識障害の患者には，感染症のワークアップを早い段階で行うことが診断への近道だと思います．

　Caseで取り上げた症例のように薬物中毒では，大量服薬の病歴がつかめないことがしばしばあります．家族や周囲の人にしっかりと内服状況や自室周辺を確認することが大切です．本項に記した手順に従って意識障害のdon't miss疾患を除外したうえで，入院した翌日に意識レベルの回復した本人から大量内服したことが判明することもあります．

 まとめ

 クリニカルパール

- 意識障害の鑑別診断は"AIUEO TIPS"で記憶できる．
- 脳血管障害や頭部外傷の頻度は高いが，低血糖などの代謝・内分泌疾患や薬物中毒を忘れないようにする．
- 病歴は家族や周囲の人から聴取する．

意識障害の原因疾患の臨床像

▶ アルコール
急性アルコール中毒では呼気のアルコール臭が認められる.アルコールには鎮静作用があるため,アルコール離脱症候群では興奮,頻脈,高血圧,発熱,発汗などの交感神経刺激症状を呈する.6〜24時間の離脱で発症し,2〜7日間持続する.ビタミンB_1欠乏で発症するWernicke脳症の古典的な症状は意識障害,眼球運動障害,小脳失調である.アルコール依存症や慢性低栄養状態の患者でとくに考慮する.

▶ 低血糖,高血糖
糖尿病患者の意識障害では第一に疑う.低血糖の症状は冷汗,動悸,振戦,頭痛,意識障害,痙攣,麻痺などである.麻痺が出ることがある点に注意する.糖尿病性ケトアシドーシスでは腹痛と過呼吸がみられ,高血糖性高浸透圧症では片麻痺などの神経所見が出ることがある.

▶ 尿毒症
腎障害のある患者や透析患者でみられる.症状は倦怠感,頭痛,意識障害,過呼吸,呼吸困難,高血圧,嘔気・嘔吐,瘙痒感などである.頻度は少ない.

▶ 肝性脳症
肝障害や肝硬変の既往がある患者で発症する.羽ばたき振戦は肝性脳症の初期からみられる.独特の口臭や黄疸,出血傾向,手掌紅斑,クモ状血管腫を呈する.誘因として蛋白質の過剰摂取,便秘,利尿薬,睡眠薬,消化管出血,感染症などがある.

▶ 電解質異常
電解質異常の中では低Na血症がもっとも多い.低Na血症の中では,精神疾患患者の多飲による希釈性低Na血症がもっとも多い.高Ca血症の原因で多いのは,悪性腫瘍と副甲状腺機能亢進症である.多尿,食欲不振,嘔気・嘔吐,脱力なども呈する.低Mg血症でも意識障害をきたすことがあり,膵炎や下痢の病歴がある場合や低K血症がある場合などに測定する.

▶ 内分泌疾患
甲状腺クリーゼは甲状腺機能亢進症未治療の患者に急速なストレスがかかることで発症する.高体温,頻脈,心不全,消化器症状(下痢,嘔気・嘔吐,腹痛)を呈する.身体所見では眼球突出や前頸部腫大を確認する.副腎不全はステロイド長期内服歴がある場合や感染症・外傷・手術などの先行するストレスがある場合に発症することが多い.原因不明の低血糖や低Na血症,輸液に反応しない低血圧がある場合にも疑う必要がある.

▶ 頭部外傷
慢性硬膜下血腫は徐々に増大するため,緩徐に発症する.頭痛(77%),精神症状(50%),傾眠(50%),四肢神経症状(36%),嘔吐(35%),歩行障害(22%)などを呈する.高齢者に多く,75%以上が3週間以上前に頭部外傷の病歴があり,認知症や精神症状が前面に出ることも多い.硬膜外血腫はとくに側頭部の打撲や骨折の病歴がある場合に疑う.初期に錯乱を伴う脳震盪を起こし,続いて意識清明期があり,その後深昏睡に至ることが多い.

意識障害の原因疾患の臨床像

▶ 低体温,高体温

新生児,高齢者,飲酒,睡眠薬,脳幹障害では体温調節中枢機能が低下しており,低体温や高体温になりやすい.意識障害があると低温環境や高温環境から回避できないことも関与する.低体温では,敗血症や副腎不全が原因であることがあり,注意する.熱中症のうち,熱射病は直腸温>40℃と定義され,臓器障害や播種性血管内凝固症候群 (DIC) をきたす.

▶ 敗血症,髄膜炎

髄膜炎などの中枢神経系感染症ではもちろん意識障害をきたすが,敗血症単独でも意識障害をきたしうる.急性発症であることが多い.敗血症の中では尿路感染症,胆管炎の頻度が高い.

▶ 精神疾患

意識障害をきたすものとして転換性障害 (ヒステリー),統合失調症などの緊張病,重症うつ病,詐病があげられる.ヒステリーは過去に同じような意識障害を起こしたことがあるか,最近心理的なショックやストレスがあったかを確認する.他のバイタルサインや身体所見は正常で,顔面への腕落下試験では顔を避けて落下し,上眼瞼を持ち上げると眼球上転が認められる (Bell現象).

▶ 脳血管障害

典型例では急に意識障害,片麻痺,言語障害などの神経脱落症状を呈する.高血圧,脂質異常症,糖尿病,心房細動,虚血性心疾患,喫煙歴,脳血管障害の既往がある場合は可能性が高くなる.くも膜下出血では神経学的局在所見がないことが多い.脳圧亢進の症状であるCushing徴候 (高血圧,徐脈,低換気) は特異度が高く,あれば頭蓋内病変の可能性が高い.

文献

1) 林 寛之 (編):AIUEOTIPSで鑑別する意識障害への初期対応.レジデントノート **7** (6):740-798,2005
2) 東 光久:ジェネラリスト診療が上手になる本,徳田安春 (編),カイ書林,東京,p35-44,2011
3) Kanich W:Alteerd mental status:evaluation and etiology in the ED. Am J Emerg Med **20** (7):613-617,2002
4) Ikeda M, et al:Using vital sign to diagnose impaired consciousness:cross sectional observation study. BMJ **325** (7368):800,2002

18 咽頭痛

のどが痛いのですが風邪でしょうか？

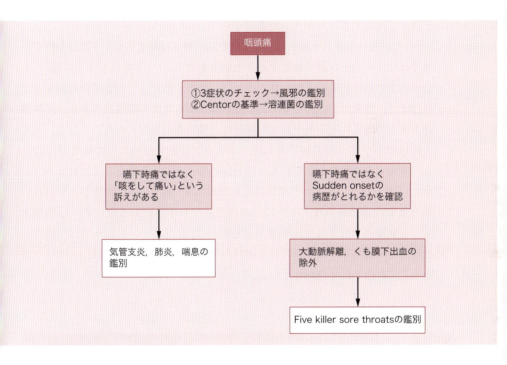

　咽頭痛は日常診療ではきわめてよく遭遇する主訴であるが，咽頭痛という主訴に紛れた重篤な疾患群があり，常に警戒態勢を敷いておかなくてはいけない主訴の1つである．咽頭痛という主訴でいやな経験をしていない場合は，まだまだ臨床経験が必要かもしれない．しかし，そうはいってもほとんどの場合は，重篤な疾患ではないいわゆる「風邪（ウイルス性上気道感染症）」であることが多いのも事実であろう．見逃してはいけない咽頭痛をきたす感染症の疾患群である"killer sore throat"は，決して多くはないのが現実であろう．

　では「咽頭痛」の鑑別は？　となるが，咽頭痛という訴えだけで鑑別疾患を列挙するときりがない（表1）．とくに救急外来に来るような，見た目から重症

な疾患の基本事項をあげることについては，多くを割かないことにする．なぜならば，そのような場合は往々にして検査やコンサルテーションの閾値が低く，見逃すことは少ないからである．

さて，咽頭痛を考えるうえでまず大切なことは，患者は「咽頭痛があって…」とは訴えてこない，という当たり前のようで忘れがちな事実を知ることから始まる．本当は「のどが痛い」，もしくは「のど（首）のあたりの痛み・違和感」と言って受診することが多いであろう．

「のどが痛い」と言う場合は，まずはそれが嚥下時痛なのか，それとも嚥下時痛ではないのかを問診で確認することが重要である．「唾を飲み込んで痛い」という嚥下時痛の病歴がとれれば，それは「咽頭」痛として咽喉頭の病変を考えればよく，外来でもっともよくあるものはウイルス性の咽頭炎であり，A群溶連菌などの細菌性咽頭炎や扁桃周囲膿瘍，喉頭蓋炎などとの鑑別となる．とくに開口障害を伴う咽頭痛であれば，スナップ診断で扁桃周囲膿瘍となるだろう．重篤感や特徴的な病歴があれば killer sore throat を考えることになる．しかし，「のどが痛い」という主訴にもかかわらず，嚥下時痛の病歴がとられない場合は要注意であろう．これに，身体所見でわずかにある程度の「咽頭発赤か？」を陽性所見として「咽頭炎（感冒）」と診断しているようでは，誤診へまっしぐらである．ちなみに目の周囲のむくみと咽頭痛といえば，スナップ診断としては伝染性単核球症となる．

鑑別診断のリストをつくろう

繰り返すが，咽頭痛という訴えだけで鑑別疾患を列挙するときりがない（**表1**）．しかし，全体を知っていて，はじめてポイントを絞ることができることも間違いない．まずは咽頭痛の全体を見渡してみよう．

表 1 咽頭痛の原因疾患

分類	原因
感染症	ウイルス性咽頭炎（rhinovirus, adenovirus, parainfluenza, Coxsackie virus, coronavirus, echovirus など） インフルエンザ 伝染性単核球症（EBV, CMV, HIV, 二期梅毒） 溶連菌性細菌性咽頭炎（A 群, C 群, G 群） 非溶連菌性細菌性咽頭炎（淋菌, *Chlamydophilia pneumoniae*, *Mycoplasma pneumoniae*, *Fusobacterium necrophorum* など） 扁桃周囲膿瘍 扁桃炎 鵞口瘡（口腔カンジダ症） 深頸部感染症（retropharyngeal/parapharyngeal space infection） 喉頭蓋炎/声門上部炎 真菌性喉頭炎 ヘルパンギーナ 梅毒 Lemierre 症候群 Vincent angina
炎症性疾患	咽喉頭逆流症（LPR） 後鼻漏を伴うアレルギー性鼻炎 慢性的な口呼吸 異物 筋緊張性発声障害（muscle tension dysphonia） 声帯肉芽腫 粘膜炎 肉芽腫性疾患（RA, 痛風） 天疱瘡
悪性腫瘍	扁平上皮がん 悪性リンパ腫 肉腫 腺がん
その他	咽頭違和感症 うつ病

> **Commonな疾患を押さえよう**
>
> 1. 感冒（ウイルス性上気道感染症）　★★★
> 2. A群溶連菌性咽頭炎　★★☆
> 3. 伝染性単核球症（EBV/CMV/HIV）　★☆☆
> 4. 咽頭違和感症　★☆☆

　風邪（ウイルス性上気道感染症）がもっともcommonな疾患であるのは間違いない．咳・鼻汁・咽頭痛の3症状が，急性に同時に同程度存在する場合には風邪の可能性が高い（これを「3症状チェック」と呼ぶ）[1]．鼻症状として鼻汁や鼻閉を伴えば，季節性のアレルギーやウイルス性の咽頭炎をより強く疑う．口蓋や目のかゆみ，くしゃみを伴えばアレルギーを強く疑う．慢性の後鼻漏は咽頭の炎症も引き起こしうる．

　適切に診断をつけたいcommonな細菌感染症としては，A群溶連菌性咽頭炎がある．皆さんもご存知のCentorの基準には限界もあるが，判断材料として他に優れたものに乏しいため利用するしかない．①38℃以上の発熱，②前頸部リンパ節腫脹，③滲出性の扁桃所見，④咳がない，に注目する．咽頭痛にとくに咳を伴う場合は感染症でも溶連菌の可能性は低いとされるが，鼻汁がある場合も同様にウイルス感染による多症状の現れであり，溶連菌感染の可能性は低いと考えてよい．年齢でのmodificationがあり，45歳以上ではマイナスポイントとなっている．

> **Don't miss疾患を押さえよう**
>
> 1. Five killer sore throats（喉頭蓋炎，扁桃周囲膿瘍，咽後膿瘍，Ludwig angina，Lemierre症候群）　⚠⚠⚠
> 2. 心筋梗塞　⚠⚠⚠
> 3. 大動脈解離　⚠⚠⚠
> 4. くも膜下出血　⚠⚠⚠
>
> ※緊急性はいずれの疾患も同等に高い．

　頻度は高くないが，見逃してはいけない疾患というカテゴリーが咽頭痛では重要である．

> Five killer sore throats
> 喉頭蓋炎，扁桃周囲膿瘍，咽後膿瘍，Ludwig angina，Lemierre症候群

　とくに咽喉頭とその周囲の感染性の病変で，killer sore throat として上記5疾患をあげられるようにする．この中でも比較的commonなものは扁桃周囲膿瘍で，開口障害の身体所見がとれるかがカギとなる．上記疾患は気道閉塞のリスクだけでなく，今後retropharyngeal space に進行した際は，縦隔方向へのスペースがあるため，一気に縦隔炎へ進行する危険性がある．咽頭痛の割に咽頭所見がない場合は，積極的に急性喉頭蓋炎を疑う必要がある．唾液を嚥下できず垂れ流しにしていたり（drooling），患者がsniffing position（花の匂いを嗅ぐように鼻を突き出した体位：気道がもっとも広くなる体位）をとる場合は，気道閉塞まで一刻一秒を争う病態である．近年，高齢者でも増加している．

> 最悪のシナリオ "Don't be killed by sore throat mimicker!"
> 大動脈解離（頸動脈解離），心筋梗塞（狭心症），くも膜下出血

　咽頭の症状で来院しうる咽頭以外での重篤な疾患として，上記疾患があげられる．大動脈解離や心筋梗塞ではみるからに重篤なものは胸部症状も伴うことが多いが，咽頭痛で来院しうることは知っておくべきであろう．しかも，咽頭痛程度で受診する時点で症状も強くないことが多いので見逃しやすい．

診断をつめていこう

風邪かどうか

　前述のとおり，風邪かどうかがまずは重要で，その確認には「3症状チェック」がスタートとなる．また，溶連菌かどうかはCentorの基準を確認する．とにかくまずは嚥下時痛なのかどうかが重要であるが，病歴聴取には他にもいくつかのコツがあると感じる．まず1つは，嚥下時痛の病歴がとられなくても，「咳をして痛い」という病歴がとれれば，多くは気管支炎もしくは肺炎，喘息などといった咳が強く出やすい疾患を考えればよい．しかしそうでない場合は，咽喉頭病変ではない重篤な上記他疾患を忘れない．

Sudden onset

　もっとも見逃してはいけない疾患である大動脈解離・くも膜下出血ともに，sudden onsetの病歴がとれるかがカギになる．sudden onsetの病歴がとれた場合は，基本事項として①vascular，②perforation，③stoneと考える癖をつけたい．とくに頸部でのsudden onsetの病歴がとれた場合には，甲状腺濾胞内出血（頸部腫瘤・甲状腺圧痛）や特発性縦隔気腫（握雪感）も考え，甲状腺の圧痛や握雪感を確認する（頸部の握雪感は聴診器で音で確認するとよい）．また，pitfallとして頭痛の訴えで来院しないくも膜下出血を知っておくことをおすすめする．「首から上で突然何かが起こったら一度はくも膜下出血を考える」という姿勢が，内科外来にも来院しうる非典型的なくも膜下出血を診断する唯一のコツであろう．また，狭心痛に関しては，顎の痛みや歯が浮く感じと表現することも多く，間違えやすいので注意したい．

高齢者は風邪を引きにくい！

　意外に知られていない事実として「高齢者は風邪を引きにくい！」ということも忘れないことが重要である．一般健常成人の半分しか風邪を引かないといわれる．つまり，高齢者の，とくに咽頭痛を明確に伴う風邪という診断は，きわめて勇気がいると考えていたほうがよい（高齢者の明確な咽頭痛のある風邪はめずらしい）．高齢者の診療でも咽頭痛が嚥下時痛かどうかを確認し，嚥下時痛でなければ咽頭炎とはいえないことを忘れない．心血管系疾患に加え，咽喉頭の悪性腫瘍やカンジダ・ヘルペスといった，健常成人ではみられないものにも出会う．

「咽頭痛＋α（key feature）」から考える

1）咽頭痛（嚥下時痛）＋発熱

　嚥下時痛＋発熱となれば，**ウイルス性咽頭炎**や**咽後膿瘍**や**喉頭蓋炎**など，咽喉頭の感染を考えればよい．真菌感染でも非侵襲的な場合は熱が出ないことが多い．しかし，免疫不全患者では熱の有無では判断しないほうが得策である．

　亜急性甲状腺炎は嚥下時痛となることも多い（嚥下に伴い甲状腺も動くため

と思われる).「こんなにのどが痛い風邪ははじめてです」と患者さんが言うこともある.hyperthyroidismの症状・身体所見だけでなく,「疼痛部位が移動する」病歴があったり,「耳の下が痛い」という特徴的な経過がとれることが多いので注意したい.

2）咽頭痛＋嗄声

　嗄声があれば,喉頭の炎症もしくは感染により声帯が浮腫もしくは不整となっている疾患の可能性が高まる.**声門上部もしくは下咽頭悪性腫瘍**の声帯への浸潤に伴い,嗄声を伴う咽頭痛となっている可能性がある.より浸潤が強まれば喘鳴や呼吸苦まできたし,早急な専門科コンサルトが必要である.

　声の変化という点では,たとえば**扁桃周囲膿瘍**も,はっきりしない発音となる"hot potato" voiceが特徴的なものとして有名である.これは,炎症に伴う扁桃周囲の筋肉の結合と軟口蓋の浮腫によるものである.扁桃腺炎で扁桃腺が腫大するだけでも同じような声の変化になりうる.**急性喉頭蓋炎**も聞き取られないようなくぐもり声（muffled voice）となる.

3）咽頭痛＋鼻汁＋咳

　鼻症状として鼻汁や鼻閉を伴えば,**季節性のアレルギーやウイルス性の咽頭炎**をより強く疑う.咳は後鼻漏として出ても出なくてもよい.口蓋や目のかゆみ,くしゃみを伴えばアレルギーを強く疑う.慢性の後鼻漏は咽頭の炎症も引き起こしうる.咽頭痛にとくに咳を伴う場合は感染症でも溶連菌の可能性は低い（Centorの基準参照）が,鼻汁がある場合も同様にウイルス感染による多症状の現れであり,溶連菌感染の可能性は低いと考えてよい.

4）咽頭痛（頸部リンパ節腫脹）＋発熱

　嚥下時痛＋後頸部リンパ節腫脹（＋肝機能異常）があれば**伝染性単核球症**を疑い,EBV/CMVの抗体を提出する.EBV/CMVのIgMが陰性の場合でもEBVは初期に検査をするとVCA-IgMが陰性と出ることもあり,再検査を考慮してもよい.しかし,同時にHIV/梅毒の可能性も考慮する.外来で意外に出会うのが**菊池病（亜急性壊死性リンパ節炎）**である.若い（20歳代くらい）患者で自発痛・圧痛を伴う隆々とした局所頸部リンパ節腫脹で,嚥下時痛がない場合は菊池病の可能性が高い.菊池病はわが国を中心としてアジアに多く,無治療でも4週間以内でほとんどが自然軽快するが,持続する場合は**悪性リンパ腫**や**結核**,**サルコイドーシス**などとの鑑別になる.生検のタイミングは,リンパ節腫脹（とくに後頸部リンパ節）が4週間経っても改善しない場合となる.

▶ CASE

症例　高血圧，脂質異常症，糖尿病のある78歳，男性．前日昼ごろからの咽頭痛，36.8℃の微熱，倦怠感があり，近医を受診し風邪といわれ，抗菌薬を処方されるも症状改善せず．咽頭痛が改善しなく，不快感と倦怠感が強いため本日受診となった．咳はないが，鼻汁が軽度ある．身体所見上，前頸部リンパ節腫脹ははっきりしないが，両側で扁桃腺腫大あり．白苔はなし．

さらに検査でつめていこう

　咽頭痛で精査となると，まずはストレップ（A群溶連菌迅速検査）であろう．Centorの基準で2～3 pointのときに使い，陽性なら溶連菌として抗菌薬を投与する．伝染性単核球症かもしれないと思うときは，まずは肝機能をチェックしたい．高ければEBVやCMVを考えて，ICA-IgG/IgM，CMV-IgG/IgMを出す．EBV/CMVが陰性で男性であれば，HIVや梅毒の検査を検討する．

　本症例は風邪でよいであろうか？　風邪かもしれないが，ちょっと風邪にしてはおかしいと思えることが重要である．まず，風邪の定義である「咳・鼻汁・咽頭痛」の3症状が急性に同時に同程度は存在しない．鼻汁があるようだが，軽度で，よくよくきくと以前からで変わりないとのことであった．扁桃腺が両側腫れているようにみえたが，本人にきくと，のどをみてもらうと扁桃腺が大きいとは以前からよくいわれるとのことであった．そして何より注目すべきこととして，皆さんも何となく日常診療で気づいている事実がある．それは，「高齢者では明確に咽頭痛を訴えるような風邪は多くはないのでは？」ということであろう．簡単にいってしまえば，高齢者の気道症状では風邪はそんなに多くはなく，肺炎が多いのである（高齢者の溶連菌性咽頭炎はさらにめずらしい）．本人によくきくと，咽頭痛は嚥下時痛ではなく，ぐっと下から押される感じでのどのあたりが痛いとのことである．さまざまな病歴・身体所見が目くらましとなっていたが，いくつかの気付きからおかしいと思えるかが重用であろう．

　心電図をとったところ，ST変化あり，心筋逸脱酵素の上昇を認め，心筋梗塞の診断となった．そのほかにもfive killer sore throatsを考えた場合には，造影によるCTを検討する．onsetがsuddenであれば脳CTも検討する．

▶ from Professional

咽頭違和感症に対応できるようになろう！

　咽頭の症状を訴えてくる患者は外来では多いです．しかも「のどの違和感」程度の場合で，これまでに胃カメラもしたし，咽頭ファイバーもしたし，CTもとったが異常がなく心配で心配でと言う方がいます．のどの違和感（異物感）は，究極的には不定愁訴の1つの表現型であることも多いですが，実は別な部位の不具合が同時にあるか，先行することが多いので，それを見逃さないようにしたいです．たとえ違和感程度でも，急性の場合は狭心症や心筋梗塞も視野に入れる必要がありますし，突然発症であった場合には，大動脈解離のこともあります．更年期が近い女性患者で他にも訴えが多い場合，不安神経症があれば，咽頭違和感症のことが多く，ドクターショッピングにならないようにしてあげたいところです．うつ症状があればSSRIが効果的ですが，不安発作程度であればベンゾジアゼピン系抗不安薬で対応します．しかし，そのような治療でも効果がなく，不安を強くもち受診する患者は意外に多いです．このような場合は，半夏厚朴湯トライアルをおすすめします．その際は，漢方薬を処方する際の全般的なコツになりますが「とってもよい薬があります」と言って処方すると効果的です．しかし，必ず器質的疾患の除外が必要です．もっともよくあるのはGERD（LPR）ですが，咽喉頭の悪性腫瘍には注意したいです．

まとめ

▶ クリニカルパール

・咽頭痛は，まずは嚥下時痛かどうかを確認する．
・"Five killer sore throats"を知っておく．
・高齢者の嚥下時痛のない咽頭痛は，心血管系疾患かもしれない．

▶ 文献
1) 岸田直樹：誰も教えてくれなかった「風邪」の診かた，医学書院，東京，2012

咽頭痛の原因疾患の臨床像

▶ 風邪（ウイルス性上気道感染症）

咳，鼻汁，咽頭痛の3症状が急性に同時に同程度あればよい．しかし，この3つがそろわなくてもせめて2つはあることが多い．また，3症状の中でも鼻症状があればより重篤な疾患が隠れている可能性は低い．その他に関節痛や結膜炎など多領域の多症状があることが多い．

▶ A群溶連菌性咽頭炎

風邪と違い多症状はなく，のどの症状のみが強いのが原則．咳や鼻汁を伴いにくい．また，熱も38℃以上の高熱が出やすい．咽頭所見も白苔を伴いやすい．溶連菌の子供とのシックコンタクトにも注目したい．

▶ 伝染性単核球症

臨床像は風邪と伝染性単核球症の両方を兼ね備える．ウイルス感染症であり self-lomitting ではあるが，症状が強く長いためしっかり診断をつけたい．臨床像は，通常のウイルス性咽頭炎と思ったが，後頸部リンパ節もちょっと触れる場合や，「毛布のような」白苔が扁桃に付着している場合，身体所見で脾腫を認める咽頭炎（Castell's Point 陽性で脾腫の感度82％特異度83％：Castell's Point：左前腋窩線と肋骨下縁の交点．Dull であれば陽性），3日以上経っても軽快しない場合，抗菌薬フルコース投与でも改善しないと紹介になった場合，ペニシリン投与で全身にびまん性紅斑をきたした場合（90～100％で出現するといわれている）がある．Kissing disease として有名だが，その病歴が役に立つことはあまりないように思う．

▶ 扁桃周囲膿瘍

A群溶連菌性咽頭炎の重篤な合併症であり，臨床像もA群溶連菌性咽頭炎と似ている．しかし，決定的な違いは開口障害の病歴がとれるかどうかにある．身体所見上の特徴は，口蓋垂の変異は有名だが，そこまできている場合はわかりやすいものの決して多くはない．前口蓋弓の前方への突出が重要である．

▶ 急性喉頭蓋炎

見た目がとても sick で，横になると苦しいため横になれず，sniffing position（花の匂いを嗅ぐように鼻を突き出した体位：気道がもっとも広くなる体位）をとったり，唾も飲めなくよだれを垂らすとされる．しかし，そうであれば誰も見逃すことはない．病初期はここまでにはならないことも多い．咽頭痛や嚥下時痛の訴えがしっかりある割に見た目の咽頭所見が軽い場合は疑うことが大切である．

▶ 亜急性甲状腺炎

咽頭痛＋発熱のパターンの1つでその名のとおり甲状腺機能異常（亢進症）となるが，その機能異常の症状がとれることは多くはない．「こんなに喉が痛い風邪ははじめて」と言ってくることが多い．きちんときくと「痛みの部位が移動する」という病歴がとれることが多い．甲状腺の痛みではなく，放散痛として「耳の下が痛い」という主訴で来院する場合もあるので注意する．

▶ 心筋梗塞

咽頭痛の訴えがあるのに嚥下時痛がない，心血管系疾患のリスクがある患者（高血圧・脂質異常症・糖尿病）では常に疑う．のどに加えて歯が浮く感じということもある．

19 肝機能異常

肝機能異常を指摘されました，体がだるく熱もあります

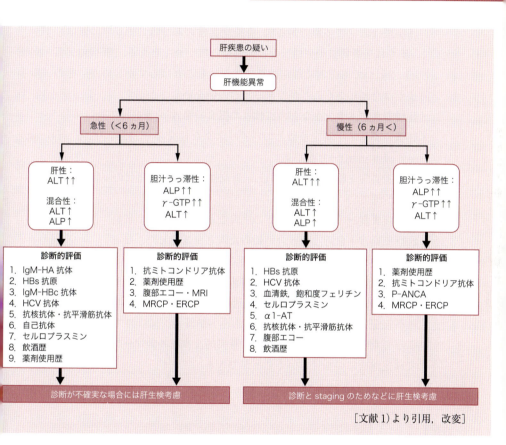

［文献1）より引用，改変］

　日常臨床において，肝機能検査は血液生化学検査の基本項目もしくは，基本セットに組み入れられていることが多く，あまり意識的に検査をされていない場合も多い．聴取された病歴や身体所見とはほぼ無関係の状況下で肝機能異常に遭遇することは意外と多いと思われる．偶発的に遭遇した検査値異常に対して臨床医は心の準備ができていないため，ときに慌てることもある．

今回は，AST，ALT を中心に，肝機能異常の患者に遭遇した場合の診断推論を考えていきたい．

 スナップ診断してみよう

肝疾患は非常に多彩である[1]．肝機能異常のみではスナップ診断はむずかしく，多くは患者背景や生活歴などの病歴聴取がカギとなる．「肝機能異常＋病歴の α」でいつでも確実に確定診断に持ち込むことはむずかしいが，その一歩手前まではたどりつくことができる．その例をいくつか示す．

- 肝機能異常＋生カキなどの二枚貝の摂食→**急性 A 型肝炎の疑い**
- 肝機能異常＋不特定多数とのハイリスクな性交渉や MSM（men who have sex with men）→**B 型肝炎**
- 肝機能異常＋輸血歴 or 針刺し or 針交換しなかった時代の集団予防接種歴
  →**C 型肝炎**
- 肝機能異常＋イノシシ・シカの生肉などの摂食→**E 型肝炎**
- 肝機能異常＋最近，付き合い始めた人とキスをした，など
  →**伝染性単核球症（EBV・CMV）**
- 肝機能異常＋アルコール多飲→**アルコール性肝障害（肝炎）**
- 肝機能異常＋肥満（カロリー摂取過剰）→**脂肪肝（非飲酒ならば非アルコール性肝疾患：NAFLD，非アルコール性脂肪肝炎：NASH も考慮）**

こうした病歴が聴取できた場合，特異的なウイルスマーカーなどを調べることで確定診断につなげていくことができる．

 鑑別診断のリストをつくろう

肝機能異常を大まかに分類した場合，①ウイルス性，②自己免疫性，③血流障害性，④腫瘍性，⑤アルコール性，⑥薬剤性，⑦遺伝性，⑧全身疾患に関連するものに分類される（**表 1**）．

表 1　肝機能異常の原因疾患

①ウイルス性：	A 型肝炎		④腫瘍性：	肝細胞がん
	B 型肝炎			胆管がん
	C 型肝炎			胆囊がん
	E 型肝炎			転移性肝腫瘍（大腸がん）
	サイトメガロウイルス		⑤アルコール性：	アルコール性肝炎
	EB ウイルス　など			アルコール性肝硬変
②自己免疫性：	原発性胆汁性肝硬変		⑥薬剤性：	肝細胞型
	原発性硬化性胆管炎			胆管通過障害
	overlap 症候群			混合型
	IgG4 関連胆管炎			微小胆管障害
③血流障害性：	うっ血肝		⑦遺伝性：	ヘモクロマトーシス
	ショック肝			Wilson 病　など
	Budd-Chiari 症候群		⑧全身疾患関連：	サルコイドーシス
	門脈閉塞			アミロイドーシス
	静脈閉塞			脂肪肝，結核，胆管炎など

［文献 1）より引用，改変］

Common な疾患を押さえよう

1. 脂肪肝（アルコール性，NAFLD，NASH）　★★★
2. 伝染性単核球症（EBV・CMV など）　★★☆
3. 薬剤性肝障害　★★☆
4. B 型肝炎（急性・慢性）　★☆☆
5. C 型肝炎　★☆☆

　おそらく健常者における健診などで一番多く指摘されている肝機能異常は，脂肪肝である．その他に発熱などの症状を伴っている場合には，（急性）B 型肝炎，伝染性単核球症（EBV・CMV）などがみつかることも多い．C 型肝炎，薬剤性肝障害は知らず知らずのうちに体内で起こった異常を，何かの機会の採血において偶然にみつけることが多いと思われる．脂肪肝は，アルコール多飲者であればアルコール性肝障害由来，アルコールを飲まない人では，いわゆる脂肪肝炎である非アルコール性肝疾患（NAFLD），非アルコール性脂肪肝炎（NASH）に至っている可能性も考慮しておくべきである．

Don't miss 疾患を押さえよう

1. 劇症肝炎　▲▲▲
2. ショック肝（ischemic hepatitis）　▲▲▲
3. 悪性腫瘍（肝細胞がん・転移性肝腫瘍）　▲▲△
4. 急性胆管炎　▲▲△
5. うっ血肝（passive congestion）　▲▲△

　生命予後に関わる点では，頻度は多くないとしても劇症肝炎と悪性腫瘍を押さえておくべきである．発熱や腹痛，黄疸などとともに肝機能異常がある場合には，急性胆管炎を想起しなくてはいけない．循環動態が不安定な場合には，ショック肝（ischemic hepatitis）やうっ血肝（passive congestion）を考えておくべきである．

診断をつめていこう

▶ 緊急対応を要する疾患をチェックする

　意識レベルの評価とともに，血圧や体温などのバイタルサインをチェックして，劇症肝炎や急性胆管炎からの敗血症性ショック，その他の原因によるショック状態などがないかを確認する．急激な意識障害や急速に進行する黄疸がある場合には，肝不全や劇症肝炎を考慮した対応が望ましい．うっ血肝の肝機能異常は，右心不全で肝臓に血液が充満した場合に起こるものであり，ショック肝の肝機能異常は循環不全から肝臓が虚血になった場合に現れるものである．しかし，臨床的に区別できない場合も多い．

▶ 「肝機能異常」が何を意味するのか確認する

　肝機能異常（AST・ALTの異常値）といっても，実際には2ケタ（40〜99 IU/L）くらいの異常から，3ケタ，4ケタの異常まで検査値の異常は幅が広く，一律にその異常を論じることはむずかしい．明確に分けることはできないが，図1のような分類[3]は実臨床でも1つの指標になる．

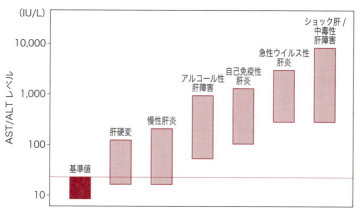

図1 大まかな AST/ALT レベルで分けた肝機能異常をきたす疾患の分類

［文献3）より引用，改変］

表2　危険因子

飲酒歴	覚せい剤などの禁止薬物の使用歴
体重変化	刺青，鍼治療
内服歴（処方内容，漢方薬，市販薬，サプリメント）	輸血歴
既往歴（化学療法，生物学的製剤の使用歴）	職業（医療関係者）
性行動	肝疾患の家族歴
渡航歴	シカ・イノシシの生食

［文献4）より引用］

 患者背景をチェックする

　肝機能異常の原因を探るうえで患者背景はきわめて重要なカギとなる．飲酒歴，既往歴，輸血歴，家族歴，旅行歴，刺青・鍼治療歴，性交渉歴，性風俗利用歴，薬物使用歴は必ず確認しなくてはいけない（**表2**）[4]．肝機能異常に遭遇した場合，臨床医は鑑別疾患を念頭に置きつつ，病因や感染経路を理解したうえで，一工夫凝らした病歴聴取を患者に行うべきである．もちろん，性的な病歴を確認するときは，周囲の環境に配慮し，患者が正直に答えやすい状況をつくる努力もしなくてはいけない．

随伴症状（肝機能障害＋α）に注目する

　肝臓は「沈黙の臓器」であるがゆえ，自覚症状は乏しいことが多い．全身倦怠感や発熱などの症状はよく随伴するが，非特異的であるため，診断に直結しにくい．また，肝機能異常の際に確認されることが多い身体所見には，黄疸，肝腫大，脾腫，くも状血管腫，手掌紅斑などがある[4]．くも状血管腫や手掌紅斑などは，肝硬変の特異的所見であり，鑑別に役立つ．肝腫大や脾腫はウイルス性肝炎や伝染性単核球症などでみられることが多い．黄疸に関しては，眼球結膜で確認できるような場合は，T-bil は 3.0 mg/dL 以上であるといわれている．典型的な急性 B 型肝炎では，明らかに全身が黄色くなる黄疸が出現するため，鑑別の一助にはなる．

　前述したように，Charcot 3 徴（発熱＋腹痛＋黄疸）のような特徴的な組み合わせがある場合は急性胆管炎を強く疑うことになるが，ただ単に，黄疸があり皮膚掻痒感を伴う場合などは，肝機能異常の中では多少の絞り込みができても，確定診断には持ち込めない．体重減少から悪性腫瘍を疑うのは鉄則だが，肝細胞がんの多くの場合は背景肝が肝硬変であることが多く，腹水貯留がある場合も多く，どこまで有用な情報になるかは明らかではない．

 ## Red flag sign

　生命予後に影響を及ぼすという点では，急性期の病態では劇症肝炎が要注意である．劇症肝炎をきたす原因としては急性 B 型肝炎や薬剤性肝障害に注意が必要である．

　Red flag sign の考え方によっては，飲酒者におけるアルコール性肝障害の存在を red flag sign とする[5]意見もある．アルコール性肝障害から肝硬変への進展は，結果的に予後不良となるからである．

> 参考：日本酒 1 合（180 mL）は純アルコール量が 22 g であり，ビール 500 mL は 20 g，ワイン 200 mL では 19 g である．1 日平均純エタノール 60 g 以上の飲酒がある人が常習飲酒家であるが，1 日 40 g 程度の飲酒でも女性や ALDH2 活性欠損者ではアルコール性肝障害を起こしうる[6]．

▶ CASE

症　　例	53歳，男性．
現 病 歴	商社マンで繊維の取引のために，3週間，中国に出張．1週間前に中国から帰国した．昨日から，全身倦怠感と微熱感を自覚し，近医を受診．血液検査ではWBC 5,800/μL (Lym 21.5%, Mono 15.0%, Neut 61.3%, Eos 1.2%), Hb 14.6 g/dL, Ht 40.6%, Plt 29.5万/μL, Alb 3.6 g/dL, AST 1,242 IU/L, ALT 1,620 IU/L, ALP 1,778 IU/L, γ-GTP 557 IU/L, T-bil 5.78 mg/dL, D-bil 3.73 mg/dL, CRP 0.78 mg/dL となっていた．肝機能異常を指摘され，本日，当院へ紹介受診となった．
既 往 歴	とくになし．
内 服 薬	なし．
陰性症状	咽頭痛，咳，痰，頭痛，嘔気・嘔吐，腹痛，下痢，関節痛，視力低下，聴力低下，皮疹．
陽性症状	黄疸，全身倦怠感，微熱，食欲低下．
身体所見	BT：37.3℃，BP：138/84 mmHg，HR：88/分，RR：16回/分，SpO₂：96％ (room air)． 　眼瞼結膜：貧血なし，眼球結膜：黄疸あり，頸部リンパ節腫脹なし，咽頭発赤なし，扁桃腺腫大なし，心音：雑音なし，呼吸音：ラ音なし・喘鳴なし，腹部：平坦かつ軟，圧痛なし，筋性防御なし，肝腫大あり（1横指）．McBurney's point：圧痛なし，下肢：浮腫なし，項部硬直なし，脊柱叩打痛なし，皮疹なし． 　⇒入院で精査・加療を行うことになった．

さらに診断をつめていこう

　肝機能異常の診断を進めるうえで，病歴や身体所見に特異的なものがあれば，その診断を確実にするため，ウイルスマーカーなどの検査を行って診断をつけていくことが重要である．しかし，患者に身に覚えがない場合や，知らず知らずの感染，または，真実が隠されている場合もあり，一定のスクリーニング検査は許容されると思われる．ただし，最初からすべての鑑別疾患を評価する必要はないので，3段階程度で考えていくことが一般的である（フローチャート参照）．

　レベル1の検査（比較的頻度が高い疾患のスクリーニング：ウイルス性）：CBC，血液像目視（異型リンパ球），生化学，ALP，γ-GTP，T-bil，D-bil，CRP，HBs抗原，HBs抗体，HBc抗体，HCV抗体，腹部エコー検査（図2）．

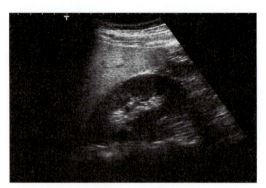

図2　脂肪肝（腹部エコーで肝腎コントラストをチェックする）

追加項目1：A型肝炎が疑わしい場合は，HA抗体，IgM-HA抗体を追加．

追加項目2：HBs抗原が（＋）のときには，HBe抗原，HBe抗体，IgM-HBc抗体を追加．

追加項目3：異型リンパ球陽性のときは，EBVウイルスマーカー（VCA-IgG抗体，VCA-IgM抗体，EBNA抗体，EA-DR-IgG抗体），CMVウイルスマーカーを追加．

レベル2の検査（やや頻度が低い疾患のスクリーニング：自己免疫性・腫瘍性・血流障害性・全身疾患関連）：抗核抗体，抗平滑筋抗体，抗DNA抗体，抗ミトコンドリア抗体（M2抗体），P-ANCA，RF，IgG4，AFP，PIVKA-Ⅱ，CA19-9，HIV抗体，血清セルロプラスミン，血清鉄，TIBC，腹部造影CT，MRCPなど．

レベル3の検査（まったく診断がつかない場合：NASH，結核，サルコイドーシス，アミロイドーシスなど）：肝生検．

▶CASE

マネジメント　AST・ALTは4ケタで，胆道系酵素も高い．経過としては急性であり，仕事柄，血液感染のリスクはなさそうである．本症例で確認されていないことは，飲食に関することと，性交渉に関することである．中国での仕事ならびに衣食住に関する病歴はまだまだ足りない．検査結果を考えた場合，肝胆道系酵素の上昇があり，直接ビリルビン優位の黄疸があるため，閉塞性の疾患がなければ肝内胆汁うっ滞が起こっていることが推測される．このパターンをとるのは，ウイルス性か薬剤性であるが，「薬物の使用歴はない」といっている．本当にないのか？　再度，確認する必要がある．また，初回にはなかなかききにくいかもしれないが，避けて通れないのが性交渉歴の聴取である．

　本症例では，当初は最近のハイリスクの性交渉を否定していた．しかし，入院時の採血において，HBs抗原（+），HBs抗体（−），HBe抗原（+），HBe抗体（−），IgM-HBc抗体（+）であったことから，急性B型肝炎と判明した．この結果を説明したところ，北京滞在中に性風俗でのコンドームを着用しない性交渉が何度かあったことを話してくれた．よって，診断は確定に至った．後日行ったHIV抗体の検査は幸い陰性であった．

▶from Professional

「沈黙の臓器」肝臓は病歴聴取がカギ

　肝臓はそもそも病気があっても自覚症状が出現しにくい「沈黙の臓器」であるからこそ，自覚症状の有無はとても重要です．肝機能異常はおそらく，AST，ALTなどの検査結果があってはじめて患者が意識するものです．よって，自覚症状があるのであれば，その自覚症状を明らかにすることが診断に近づくステップになると思われます．健康診断で指摘された肝機能異常は，およそ自覚症状がないため，多くの場合は脂肪肝と考えてもよさそうです．もちろん，知らず知らずの肝臓がんである可能性もないとはいえません．しかし，肝臓がんの多くがB型肝炎やC型肝炎が背景にあったり，またはアルコールの影響が多かったりすることを考えれば，やはり，病歴聴取が重要なカギを握っているのです．

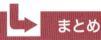

まとめ

多くの場合，肝機能異常は検査値の異常がスタート地点になっている．いつもの診断推論とは異なり，後付けで患者背景や病歴を確認していく作業が始まる．健診でみつかる肝機能異常の多くは脂肪肝であるが，それはあくまでも健常者であることが前提である．もしも，何らかの症状を伴う人に肝機能異常が存在する場合は，当然ながら脂肪肝だけとは考えにくくなる．診断のためには，正確かつ詳細な病歴聴取と生活歴の聴取が重要であり，また，それぞれの疾患概念や通常のパターンを正確に理解することが診断学の礎である．典型的な疾患のパターンを呈せば，スナップ診断は容易である．肝機能異常をきたす疾患・病態は非常に多く，さまざまな疾患を考えなくてはいけない．しかし，およそ医師人生で一度出会うかどうかといった病気も可能性にあがる．ときにシマウマ探しが必要な場合もあるが，シマウマ探しから始めてはいけない[7]．Common disease と don't miss の疾患を必ず押さえておきながら，診断へのステップを確実に踏んでいく方法を常に考えていくことを忘れてはいけない．

文献

1) Ghany M, Hoofnagle JH：Approach to the patient with Liver Disease. Harrison's Principles of Internal Medicine, ed by Fauci A et al, 17th Ed, Mcgraw-hill, New York, p1918-1923, 2008
2) 河合 忠ほか（編）：アミノトランスフェラーゼ（トランスアミナーゼ）（AST と ALT）．異常値の出るメカニズム（第5版），医学書院，東京，p241-244，2008
3) Giannini EG, et al：Liver enzyme alteration：a guide for clinicians. CMAJ **172**（3）：367-379, 2005
4) 中田 徹，泉 並木：肝疾患の診断の進め方．臨床と研究 **90**（2）：135-142, 2013
5) Bird GL, Williams R：Factors determining cirrhosis in alcoholic liver disease. Mol Aspects Med **10**（2）：97-105, 1988
6) 堤 幹宏：わが国におけるアルコール性肝障害の現状と診断基準の変遷．日消誌 **109**：1509-1517, 2012
7) 横江正道：肝機能検査の読み方を教えてください．レジデントノート **12**（増刊14）：2414-2423, 2011

肝機能異常の原因疾患の臨床像

▶ **劇症肝炎**
意識障害を伴う肝機能異常．亜急性のほうが予後不良であることは国家試験レベルである．

▶ **A型肝炎**
生カキなどの二枚貝の生食後に起こることが多い．「何か生ものを食べましたか？」ときくのではなく，「生のカキなどは食べていませんか？」と問診する．

▶ **B型肝炎**
ハイリスクな性交渉（性風俗利用歴・MSM）に伴うことが多い．血液感染もあり，医療従事者ではワクチン接種歴も重要である．急性肝炎は治癒すれば，抗体を獲得する．慢性化した場合は肝硬変から肝細胞がんへ進展する．

▶ **C型肝炎**
多くは輸血後感染である．血液感染であり，刺青や鍼治療，針刺しなどが原因となる場合もある．わが国では少ないが注射の回し打ちなどもハイリスクである．急性肝炎は少なく，ほとんどが慢性肝炎となり，10年単位で進行し肝硬変・肝がんへ進展する．

▶ **E型肝炎**
シカ・イノシシの生食が主な原因となる．食べたものをきくのではなく，「シカ・イノシシは食べていませんか？」と問診する．

▶ **伝染性単核球症**
20歳代前半に多い．発熱・咽頭痛と肝機能異常，頸部リンパ節腫脹を伴う．異型リンパ球が検出される．

▶ **脂肪肝**
健診で指摘された肝機能異常の多くは，自分で気づいていない脂肪肝である．エコー検査でbright liverや肝腎コントラスト陽性を確認する．

▶ **薬剤性肝障害**
代表的なものはアセトアミノフェンの大量服薬によるものである．その他の薬剤では証明が難しく，中止して改善するならば，その可能性は大きい．

▶ **アルコール性肝障害**
大酒家・常習飲酒家でリスクが大きい．肝硬変へと進展し，肝細胞がんに至る場合もある．

▶ **急性胆管炎**
総胆管結石を原因とすることが多く，発熱や腹痛，黄疸を伴うことが多い．CTやエコー，MRCPなどの画像診断を加えて診断を進める．播種性血管内凝固症候群（DIC）やショックへの進展に注意が必要である．

20 全身の痛み

とにかく体のあちこちが痛いんです

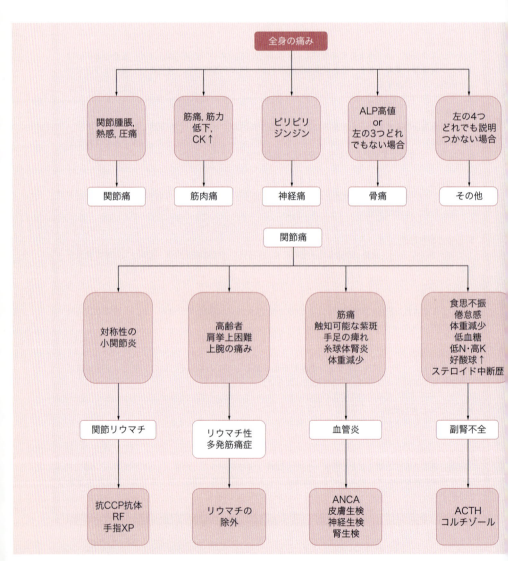

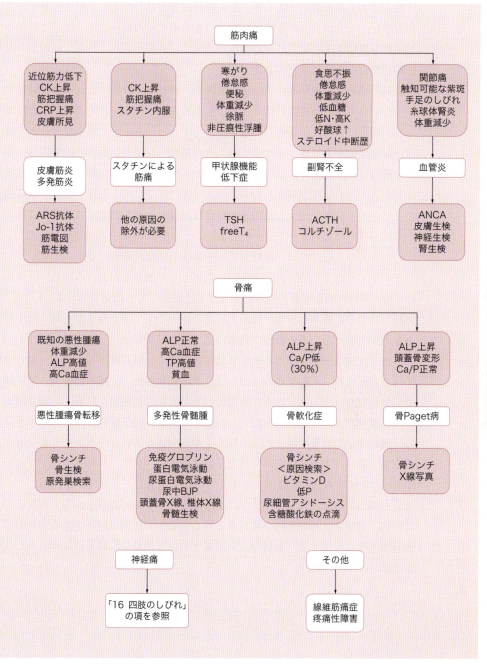

痛みはよくある訴えであるが，その原因は多岐にわたり，診断に苦慮することも多い．とくに自分の専門外の領域の疾患が原因の場合には，苦手にしている医師も多いように思う．また疾患の重篤性にも幅があり，ときには緊急の対応が必要になるため注意が必要である．

　痛みの原因は解剖学的に関節痛，筋肉痛，神経痛，骨痛，これらでは説明のつかない痛みに分けることができる．もちろんはっきり区別できないことはあるし，疾患によっては筋痛も関節痛もきたすことがあるが，ある程度分類できると鑑別疾患があげやすくなる．そのため病歴，身体所見から可能な限り，痛みを解剖学的に分類することが重要である．関節に一致した腫脹，熱感，圧痛などがみられれば関節痛が，筋の把握痛や筋力低下，CK上昇を認めれば筋痛が，ピリピリ，ジンジンした痛みの場合は神経痛が疑われる．骨の痛みの場合どれにも当てはまらず，はっきりしないことが多いがALP高値が参考になる．そのいずれでもなければ，疼痛性障害や線維筋痛症が鑑別になる．

　その他，重篤で緊急の対応が必要な疾患として敗血症があげられる．敗血症に伴い，非特異的な全身の痛みが出現することがしばしば認められる．しかし，実際には全身の痛みを主訴に受診することは少なく，悪寒戦慄や，熱，血圧低下などが主訴として多いため，判断に迷うことは少ない．

　スナップ診断が可能なものとしては（慣れてくれば）関節リウマチ，リウマチ性多発筋痛症，炎症性筋疾患の一部，薬剤性の筋炎，一部の血管炎，悪性腫瘍の骨転移などがある．手指の小関節に左右対称性に腫脹，熱感，圧痛を認めれば関節リウマチの可能性が高い．高齢者で両肩から上腕にかけての痛みを認め，両肩の挙上困難や臥位からの起き上がり困難があればリウマチ性多発筋痛症を強く疑う．近位筋優位の筋力低下，筋把握痛があり，ヘリオトロープ疹やGottron徴候があれば皮膚筋炎を考えるべきであるし，スタチンを内服している人が筋肉痛を訴えればスタチンによる薬剤性筋炎の可能性がある．血管炎では筋痛，関節痛，神経炎のいずれもきたしうるが，触知可能な紫斑を認めれば血管炎を強く示唆する．末期がんの患者であれば多発骨転移も可能性の高い疾患である．

表1 全身の痛みの原因

関節痛	神経痛
関節リウマチ	多発神経炎
リウマチ性多発筋痛症	多発単神経炎（血管炎など）
血管炎	骨痛
副腎不全	悪性腫瘍骨転移
筋肉痛	骨軟化症
皮膚筋炎	骨 Paget 病
多発筋炎	その他
薬剤性筋炎	線維筋痛症
甲状腺機能低下症	疼痛性障害
副腎不全	
血管炎	

 鑑別疾患のリストをつくろう

　痛みの解剖学的分類ごとの鑑別疾患を**表1**にあげる（関節痛も筋肉痛も起こすような疾患では両方に記載してある）．頁の都合上，すべての疾患を解説することはできないため，神経の痛みについては「16 四肢のしびれ」の項を，関節痛の詳細についてもの「15 関節痛」の項を参考にしてほしい．

Commonな疾患を押さえよう

1. 関節リウマチ　　　　　　　★★★
2. リウマチ性多発筋痛症　　　★★★
3. 薬剤性筋炎　　　　　　　　★★☆
4. 甲状腺機能低下症　　　　　★★☆
5. 悪性腫瘍骨転移　　　　　　★☆☆
6. 疼痛性障害　　　　　　　　★☆☆

　Commonな疾患としては，関節の痛みであれば関節リウマチやリウマチ性多発筋痛症，筋肉痛であれば薬剤性筋炎や甲状腺機能低下症，骨の痛みであれば悪性腫瘍骨転移，その他であれば疼痛性障害などがそれに当たる．その中でも一般的に頻度がとくに高いものは関節リウマチ，リウマチ性多発筋痛症である

が，関節リウマチでは全身の痛みよりも手指の関節痛を訴えることが多い印象である．リウマチ性多発筋痛症は高齢者では非常に多い．「全身が痛くて動けない」という訴えで受診することが多く，必ず押さえるべき疾患である．

> **Don't miss 疾患を押さえよう**
> 1. 副腎不全　　　　　　　　　　　　　　　　▲▲▲
> 2. 炎症性筋炎（皮膚筋炎，多発筋炎）　　　　▲▲▲
> 3. 血管炎　　　　　　　　　　　　　　　　　▲▲△
> 4. 悪性腫瘍骨転移　　　　　　　　　　　　　▲▲▲
> 5. 骨軟化症　　　　　　　　　　　　　　　　▲△△

頻度はまれであるが，見逃すと致命的な疾患は押さえておく必要がある．血管炎は種類が多くここですべてを述べることはできないが，関節痛，筋肉痛，神経痛のすべてを起こしうる．治療が遅れると不可逆性の神経障害や腎不全などを起こすことがあり，見落とさないようにしたい．体重減少，発熱，血尿，紫斑などがあれば積極的に検査を行う．

　副腎不全は筋痛や関節痛を起こすが，患者ははっきりしない全身の痛みとして訴えることも多い．コルチゾールの補充が行われなければ致命的になる．食欲低下をきたすことが多いが病歴，身体所見からでは除外は困難なため，説明のつかない全身の痛みの場合には必ず鑑別に加える必要がある．その他，ステロイドの長期使用＋中断があれば積極的に疑う必要がある．

　皮膚筋炎などの炎症性筋炎も予後不良であり，筋痛，筋力低下がある場合には積極的に検査を進める．悪性腫瘍の骨転移はQOLの改善という点から，見逃さない疾患にも含めたい．また，まれではあるが，治療可能な疾患という点から骨軟化症についても覚えていてほしい．これはALP高値が助けになる．

診断をつめていこう

緊急対応を要する疾患をチェックする

　緊急の対応が必要な病態としては，敗血症に伴う非特異的な痛みが考えられる．敗血症の場合には痛み以外にも悪寒戦慄，バイタルサインの悪化，敗血症の原因となる感染症に伴う症状がみられることが多く，全身の痛みを主訴にすることは多くないため悩むことは少ないだろう．

全身の痛みが何を意味するかを確認する

　病歴，身体所見から痛みが何に由来するかをつめる．関節痛であれば関節を動かしたときの痛みや関節に一致した腫脹，熱感，圧痛などがみられる．筋肉痛であれば筋力低下，筋の把握痛，CK上昇を認める．ピリピリ，ジンジンした痛みの場合は神経痛が疑われる．骨の痛みの場合どれにも当てはまらず，はっきりしないことが多いが，ALP高値が参考になる．それぞれの解剖学的分類に沿って鑑別疾患をあげる．

患者背景をチェックする

　高齢者であればリウマチ性多発筋痛症はcommonであるが，若年者ではみられないため年齢は重要である．60歳未満ではリウマチ性多発筋痛症はほぼないと考えてよい．悪性腫瘍の既往があれば悪性腫瘍に伴う皮膚筋炎や多発骨転移の可能性があるために，ステージングや治療歴を確認する．スタチンを内服していれば薬剤性の筋炎を考える必要があるため，CKをチェックする．ステロイドの使用歴があればステロイド中断に伴う副腎不全が鑑別になるため，内服歴の詳細（とくに最近中断していないか）を確認する．

随伴症状を確認する

　痛み以外にも随伴症状に注目すると，診断がスムーズに進む場合がある．倦

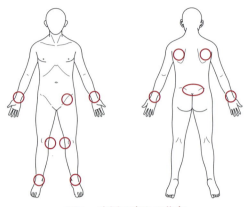

図1 症例の痛みの分布

倦怠感，浮腫，寒がり，便秘，嗄声などがあれば甲状腺機能低下症の可能性がある．血管炎や副腎不全については前述のとおりである．

❯ 鑑別に必要な身体所見を確認する

　関節炎所見の確認，筋の把握痛，筋力低下の有無，Gottron徴候，ヘリオトロープ疹，色素沈着の有無，アキレス腱反射の回復相の遅延，紫斑，圧痛点の有無を確認する．左右対称性の手指関節炎は関節リウマチを，近位筋優位の筋の把握痛や筋力低下は炎症性筋炎を，Gottron徴候やヘリオトロープ疹は皮膚筋炎を，色素沈着は原発性の副腎不全を，アキレス腱反射の回復相の遅延は甲状腺機能低下症を，触知可能な紫斑は血管炎を，特徴的な圧痛点は線維筋痛症を示唆する所見である．

❯ 器質的疾患が除外された場合には心理的要因を検討する

　器質的な疾患が否定的であれば，疼痛性障害や線維筋痛症の鑑別を行う．線維筋痛症を疑う場合，18個の圧痛点を確認する．疼痛性障害の場合にはDSM-IVの診断基準を参考にする．

▶ CASE

症　例	61歳，女性．
主　訴	あちこちが痛い．
現病歴	6ヵ月ほど前からとくに誘因なく両足関節に痛みが出現．痛み止めで様子をみていた．3ヵ月ほど前から両手のこわばりが出現し，2ヵ月ほど前から腰，両膝にも痛みが広がった．1ヵ月ほど前から鼠径部，背部にも痛みが広がり外来を受診．6ヵ月で4kgの体重減少を認める．
既往歴	肺結核，腰部脊柱管狭窄症，頸椎症，鉄欠乏性貧血．
投薬歴	Celecoxib，含糖酸化鉄の点滴．
家族歴	特記すべき家族歴はない．
嗜好歴	飲酒なし，喫煙なし．
身体所見	バイタルサインは問題なし．胸腹部に特記すべき所見なし．筋の把握痛はなく，筋力低下もない．関節の圧痛や腫脹，熱感もはっきりとしたものはない．皮膚に紫斑や紅斑を認めない．図1部分に自発痛を認めるが圧痛ははっきりとしない．

⇒腫脹，熱感，圧痛という関節炎の所見ははっきりしないが，手首，膝，足首など関節の部位に一致した痛みもあるため多発関節痛は鑑別に残る．しかし関節に一致しない部分の痛みもあり，典型的な関節痛とはいいがたい．あるとすれば副腎不全が鑑別になるだろう．甲状腺機能低下症もはっきりとしない筋骨格系の痛みを訴えることがあり，頻度も多いため鑑別に残る．筋肉痛については筋の把握痛，筋力低下がないことから可能性は下がる．採血でCKが上昇していなければほぼ否定してよいだろう．神経痛としては痛みの性状が神経痛らしくないし，分布も明らかに異なるためほぼ考えなくてよい．解剖学的にはっきりしない痛みの場合は骨痛を考える必要があり，本症例の場合も検討する必要がある．年齢からは悪性腫瘍はあってもよい．骨転移しやすい悪性腫瘍としては甲状腺がん，乳がん，肺がん，腎細胞がん，前立腺がんが知られているので，骨転移が疑われた場合には原発巣の検索も行う．骨軟化症については鑑別には残るが，骨軟化症をきたす理由がはっきりとしない．

さらに検査でつめていこう

　病歴，身体所見から鑑別が絞れていればその疾患の可能性をより高める，もしくは確定診断となる検査を追加するのが王道である．Don't miss疾患は多くの場合，通常の外来ではまれな疾患であることから，病歴や身体所見から疑われた場合のみチェックをする．ただし全身の痛みの場合には関節痛なのか筋痛

表2 リウマチ性多発筋痛症の診断基準

1. 両側の肩の痛み，またはこわばり感
2. 発症2週間以内に症状が完成する
3. 発症後はじめての赤沈値が40 mm/時以上
4. 1時間以上続く朝のこわばり
5. 65歳以上発症
6. 抑うつ症状もしくは体重減少
7. 両側上腕の筋の圧痛

［文献1）より引用］

なのか骨痛なのかはっきりしないことも多く，採血がその区別に役立つことがあるため，スクリーニング的な採血は行ってもよい．具体的にはCK，ALPなどが役立つだろう．CK上昇があれば筋肉痛（その中でもとくに筋炎）を，ALP上昇（とくに骨型）があれば骨痛を示唆する．ただしCKの上昇しない筋肉痛は存在するので，CKのみで判断はしない．CRPや血沈も炎症性の疾患かどうかの判断に役立つ．CRP陰性であればリウマチ性多発筋痛症や血管炎の可能性は低くなる．

　レベル1の検査（比較的頻度が高く，病歴および身体所見から可能性が高いと考えられる疾患をチェックするための検査．関節リウマチ，リウマチ性多発筋痛症，薬剤性筋炎，甲状腺機能低下症，悪性腫瘍骨転移，疼痛性障害などがその疾患にあたる）：リウマトイド因子，抗CCP抗体，関節単純X線写真，CRP，赤沈，CK，TSH，ALPなど．すべてを測定するのではなく，可能性が高い疾患に応じて検査を選択する．リウマチ性多発筋痛症は慣れた人であれば典型例はスナップ診断できるが，除外すべき疾患があるため注意が必要である．診断基準を**表2**に示すので参考にしてほしい．疼痛性障害についてはDSM-Ⅳの診断基準を参考のこと．

　レベル2の検査（比較的頻度が少ない，血管炎，副腎不全，皮膚筋炎，多発筋炎，多発単神経炎，骨軟化症などが病歴などから疑われた場合に行う検査）：尿検査，p-ANCA，c-ANCA，（皮疹があれば）皮膚生検，コルチゾール，ACTH，抗核抗体，jo-1抗体，筋MRI，筋生検，末梢神経伝達速度，ALP，骨シンチなど．それぞれの疾患の詳細は成書を参照のこと．骨軟化症，悪性腫瘍骨転移は両疾患ともALP上昇し（一部の腫瘍を除く），骨シンチでも集積が認められるため区別がむずかしい．骨シンチの集積部位の分布や原発腫瘍の有

無，場合によっては骨生検でさらなる評価が必要となる．また骨軟化症の場合，その原因も検索する必要がある．

▶ CASE

マネジメント 病歴，所見からは副腎不全，甲状腺機能低下症が否定できないことからTSH，コルチゾールを測定するも正常で，両疾患は否定的であった．CK も正常で，ALP 高値（後に骨型優位と判明）を認めたことから骨由来の痛みが疑われた．骨シンチを施行したところ，椎体，股関節，膝関節，足関節に左右対称性に集積を認め，追加の採血では Ca 正常，リン（P）低値，intactPTH 正常，活性型ビタミン D 正常を認めた．以上から低 P 性の骨軟化症と診断した．その原因として，添付文書を確認したところ，糖化酸化鉄の点滴による副作用が疑われた．糖化酸化鉄の点滴を中止し，P 補充などで経過をみたところ，痛みと ALP 高値は改善した．

▶ from Professional

余命短い患者さん

　患者さんは 65 歳の女性で半年以上前からの全身の痛みを主訴に当院を受診されました．ALP 5,000 IU/L を認め，全身の転移性骨腫瘍があることはこの時点でほぼ明らかでした．骨シンチでも全身に集積を認め，骨生検で腺がんの骨転移と判明しました．本人は原発巣検索についてはあまり望まれていませんでしたが，胸部腹部骨盤部造影 CT，上部消化管内視鏡，下部消化管内視鏡，婦人科診察を行いました．結局，原発巣は特定できませんでした．その後はご希望に沿い，疼痛管理を主体とした緩和ケアを行い 1 ヵ月半ほどで永眠されました．

　もし原発巣が確定したとしても，患者さんは抗がん薬治療についてもともと望まれておらず，また stageIV であり余命もそう長くなかったことは明らかでした．原発巣検索もよく考えてみれば無用であったかもしれません．そう思うとどこまで検査をすべきであったか，いまだに悩む症例でした．完璧な答えはなく，患者さん一人一人に違う答えがあるのだと思います．

まとめ

 クリニカルパール

- 病歴，身体所見，簡単な採血から痛みの由来を関節，筋肉，骨，神経，その他に分類し，そこから鑑別疾患をあげる．
- 原因として多いのは関節リウマチ，リウマチ性多発筋痛症である．次いで甲状腺機能低下症，薬剤性筋炎などである．
- CK，ALP，CRP，赤沈などは比較的診断の役に立つ．

全身の痛みの原因疾患の臨床像

▶ 関節リウマチ
　典型的には遠位指節間関節を除いた手指関節の多発関節炎を示すことが多い．ときに全身の関節の痛みを訴えることがある．抗CCP抗体やリウマトイド因子は陰性でも否定にはならないことに注意が必要．

▶ リウマチ性多発筋痛症
　表2に診断基準の一例を示す．まさに診断基準どおりであるのだが，血管炎やリウマチなどの除外が重要になるため，そこに注意が必要である．

▶ 血管炎
　血管炎は障害される血管の大きさによって分類されるのだが，筋痛，関節痛，神経痛のすべてを起こす可能性がある．発熱や体重減少，筋痛，血尿などの症状を伴うことが多い．

▶ 副腎不全
　副腎皮質ホルモンの不足により起こる．食欲低下，体重減少，関節痛，筋痛を起こす．副腎原発の場合にはACTH分泌過剰による色素沈着を起こすことがある．ステロイドの中断歴があれば強く疑う．

▶ 皮膚筋炎/多発筋炎
　近位筋優位の筋痛，筋力低下をきたす．採血でCK上昇を伴うことが多い．また間質性肺炎を合併することがあり，その場合は予後不良である．皮膚筋炎の場合，Gottron徴候やヘリオトロープ疹などの特徴的な皮疹が診断に役立つ．悪性腫瘍の合併もいわれており，検索が必要になる．

▶ 薬剤性筋炎
　スタチンによるものが広く知られている．確定診断は薬剤を中止して改善するかどうかによる．

▶ 甲状腺機能低下症
　体重減少，便秘，浮腫，嗄声などを伴う，筋痛が起こることが多い．CKは上昇することが多い．

▶ 悪性腫瘍骨転移
　原発巣としては甲状腺がん，乳がん，肺がん，腎細胞がん，前立腺がんが多い．全身の痛みに加えALPの上昇が助けとなる．骨シンチやMRI，場合によっては骨生検が確定診断に必要となることがある．

全身の痛みの原因疾患の臨床像

▶ 骨軟化症
骨石灰化障害による疾患であり，全身の痛み，ALP 高値を伴うことが多い．その原因は多岐に渡り，低リン（尿細管アシドーシスなど），薬剤性（含糖酸化鉄，抗痙攣薬，rifampicin），ビタミン D 代謝障害などが知られている．確定診断は骨シンチによってなされることが多い．

▶ 線維筋痛症
全身の関節，筋肉，腱などに原因不明の慢性の「痛み」と「こわばり」をきたす疾患．膠原病に合併する場合や，うつ病などを合併する場合もある．18 個の圧痛点が診断の助けとなる．また 2010 年には，米国リウマチ学会から新しい予備診断基準が提案されている．

▶ 疼痛性障害
精神的要因が疼痛に大きな影響を与えていると考えられる，日常生活に支障をきたすほどの疼痛のことを指す．外来では多いが，器質的疾患を除外することが重要．

文 献

1) Bird HA：An evaluation of criteria for polymyalgia rheuatica. Ann Rheum Dis **38**(5)：434-439, 1979
2) 吉見祐輔：全身の疼痛．今日の臨床サポート．
＜https://clinicalsup.jp/＞

索引

欧文

Addison 病　146, 148, 157
AIDS　146, 147, 148, 149
AIUEO TIPS　192
apathetic thyrotoxicosis　19
Behçet 病　177
benign paroxysmal postural vertigo（BPPV）
　88
B 型肝炎　212
CAGE スクリーニングテスト　16, 151, 152
Centor の基準　205
chronic fatigue syndrome（CFS）　20
Clostridium difficile infection（CDI）　151
Crohn 病　146, 148, 152
C 型肝炎　212
dependent edema　49
don't miss　5
E 型肝炎　212
Guillain-Barré 症候群（GBS）　180
HELLP 症候群　144
HIV 関連腸炎　156
Lemierre 症候群　204
Ludwig angina　204
NSAIDs　43
OESIL risk score　107
overwhelming postsplenectomy infection
　71
red eye　112
RS3PE　42, 48
San Francisco syncope rule　106
Sjögren 症候群　176
somatization disorder　12
Wernicke 脳症　193

和文

あ行

亜急性甲状腺炎　77
悪性腫瘍　31
悪性腫瘍関連関節炎　176
悪性リンパ腫　158
圧痕性（pitting）　44
アトピー咳嗽　123
アナフィラキシー　42
アメーバ赤痢　146, 147, 148
アルコール　12
アルコール依存症　152
アルコール性肝障害　216
意識障害　190
胃食道逆流症　123
うっ血肝　214
うつ状態　12
うつ病　12, 24
うつ病の二項目質問紙法　15
壊死性筋膜炎　42, 48
壊疽性膿皮症　152
炎症性腸疾患　147, 148, 150, 156
遅い浮腫（slow edema）　44

か行

概日リズム睡眠障害　23
外傷　168
潰瘍性大腸炎　148
過換気症候群　180
確定診断（ruled in）　7
下肢静脈瘤　44
仮説演繹法　5
滑液包炎　168
化膿性関節炎　169, 177
化膿性脊椎炎　159, 165
過敏性腸症候群　147, 148, 150, 156, 157

過労　12
肝機能異常　211
肝硬変　146, 148
関節痛　225
関節リウマチ　168, 176
感染後咳嗽　123
感染症　12
乾癬性関節炎　177
感染性心内膜炎　13, 169, 177
眼内炎　114
カンピロバクター感染症　155
肝不全　42
キーワード　2
キーワードのまとまり　3
希死念慮　14
寄生虫　148
急性A型肝炎　212
急性胃腸炎　135
急性冠症候群　137, 139, 147
急性腎不全　13
急性発症の浮腫　43
急性閉塞隅角緑内障　114
教師あり経験　4
教師なし経験　4
強直性脊椎炎　177
恐怖性姿勢めまい（PPV）　93
起立試験　105
緊急性　6
筋肉痛　225
頸椎症　180
下血　146
ゲシュタルト　3
結核　13, 148, 149, 156
血管炎症候群　42, 48, 180
血管性浮腫　48
月経前症候群　41, 49
月経前浮腫　49
結晶性関節炎　168, 176
結節性紅斑　62, 152

結膜充血　112
限局性の浮腫　43
原発性硬化性胆管炎　148
口腔内アフタ　152
後頸部リンパ節　50
好酸球性血管浮腫　48
甲状腺機能亢進症　31, 146, 147, 148, 149, 156, 157
甲状腺機能低下症　42
甲状腺疾患　12
硬膜外膿瘍　159, 165
肛門性交　146
肛門病変　152
骨髄炎　159
骨折　168
骨粗鬆症　165
骨痛　225

さ行

細菌性赤痢　155
坐骨神経痛　165
サルコイドーシス　177
サルモネラ感染症　155
子宮外妊娠　136, 147
自殺念慮　14
自殺念慮を伴ううつ病　13
四肢のしびれ　178
疾患の全体像　3
しぶり腹　146
脂肪浮腫　49
就下性浮腫　49
重大性（critical）　5
絨毯爆撃的アプローチ　81
消化器系疾患　31
掌蹠膿疱症性骨関節炎　177
静脈うっ滞性浮腫　48
静脈弁不全　41, 48
除外診断（ruled out）　7
ショック　193

ショック肝　214
神経痛　225
腎疾患　42
身体化障害　12
診断仮説の形成　5
診断推論　1
診断推論の要素　8
心肺疾患　12
深部静脈血栓症　42, 46, 48
心不全　41, 42, 48
睡眠時無呼吸症候群　20, 28
スナップ診断　1
性交渉歴　151
星座　2
性風俗（CSW）利用　146
脊髄梗塞　159
脊髄腫瘍　159
咳喘息　123
脊椎関節炎　165
摂食障害　31
遷延性咳嗽　123
全身性エリテマトーデス（SLE）　176
全身性浮腫　43
全身の痛み　222

た行

大動脈解離　159, 160
多形滲出性紅斑　62
多発性筋炎　177
多発性骨髄腫　158, 165
だるさ　11
胆管がん　148
男性同性愛者（MSM）　146, 151
胆嚢摘出後　148
致死的　6
中毒疹　63
治療可能性　6
低アルブミン血症　42
低血糖　193

転移性骨腫瘍　158, 165
糖尿病　12
特発性浮腫　41, 49

な行

妊娠　12, 20, 41, 136
ネフローゼ症候群　42
粘液浮腫　42
ノイズ情報　3
脳血管障害　88, 137, 139

は行

肺結核　81
敗血症　77
肺塞栓症　46
パターン認識　1
パニック障害　180
馬尾症候群　160
速い浮腫（fast edema）　44
パルボウイルス感染症　64, 176
腫れ　40
反応性関節炎　177
非圧痕性（nonpitting）　44
非アルコール性肝疾患（NAFLD）　213
非アルコール性脂肪肝炎（NASH）　213
非ケトン性高浸透圧性昏睡　13
皮膚筋炎　177
ヒラメキ　1
疲労性腰痛　159, 165
貧血　12
頻度（common）　5
不安障害　12
不可逆性　6
複合性局所疼痛症候群（CRPS）　42, 49
副腎不全　20, 77, 146, 148, 149, 157
腹部大動脈瘤切迫破裂　147
浮腫　40
ぶどう膜炎　152
不明熱　74

分析的アプローチ　1
糞線虫　146, 148
変形性関節症　168, 176
扁桃周囲膿瘍　202
蜂窩織炎　42, 48

ま行
慢性咳嗽　123
慢性膵炎　150
慢性疲労症候群（CFS）　20
むくみ　40
むずむず脚症候群　28
無表情性甲状腺機能亢進症　19
迷走神経切断後　148
目の充血　112

や行
薬剤性リンパ節腫脹　53
薬剤熱　79
薬物　12, 41, 42
腰椎椎間板ヘルニア　159
腰部脊柱管狭窄症　159

ら行
ランブル鞭毛虫　155
リウマチ性多発筋痛症　42, 48, 168, 176
良性発作性頭位変換性めまい症（BPPV）　88
旅行者下痢症　155
リンパ節腫脹　50
リンパ節生検　58
リンパ浮腫　41, 49

ヒラメキ！診断推論
――総合診療のプロが苦手な症候へのアプローチ，教えます

2016年4月30日　発行

編集者　野口善令
発行者　小立鉦彦
発行所　株式会社　南　江　堂
　　　　〒113-8410 東京都文京区本郷三丁目42番6号
　　　　☎(出版)03-3811-7236（営業）03-3811-7239
　　　　ホームページ http://www.nankodo.co.jp/
　　　　　　　　　　印刷・製本　三報社印刷
　　　　　　　　　　　　　　　装丁　渡邊真介

Insight and Analysis : the diagnostic reasoning
© Nankodo Co., Ltd., 2016

定価は表紙に表示してあります．　　　　　　Printed and Bound in Japan
落丁・乱丁の場合はお取り替えいたします．　　ISBN978-4-524-25938-0

本書の無断複写を禁じます．
|JCOPY|〈(社) 出版者著作権管理機構 委託出版物〉

本書の無断複写は，著作権法上での例外を除き，禁じられています．複写される場合は，そのつど事前に，(社)出版者著作権管理機構(TEL 03-3513-6969, FAX 03-3513-6979, e-mail: info@jcopy.or.jp)の許諾を得てください．

本書をスキャン，デジタルデータ化するなどの複製を無許諾で行う行為は，著作権法上での限られた例外(「私的使用のための複製」など)を除き禁じられています．大学，病院，企業などにおいて，内部的に業務上使用する目的で上記の行為を行うことは私的使用には該当せず違法です．また私的使用のためであっても，代行業者等の第三者に依頼して上記の行為を行うことは違法です．

〈関連図書のご案内〉　　　＊詳細は弊社ホームページをご覧下さい《www.nankodo.co.jp》

総合診療力を磨く「40」の症候・症例カンファレンス　臨床推論の達人を目指せ!
百村伸一　監／加計正文・神田善伸・小山信一郎　編　　　A5判・280頁　定価(本体3,800円+税)　2014.4.

ポケットチューター 体表からわかる人体解剖学
大川 淳・秋田恵一　監訳　　　新書判・286頁　定価(本体2,700円+税)　2014.4.

今日の臨床検査2015-2016（隔年刊）
櫻林郁之介　監　　　B6判・700頁　定価(本体4,800円+税)　2015.1.

臨床検査値判読ハンドブック　検査値を正しく、深く診るために
矢冨 裕・池田 均・下澤達雄　編　　　B6変型判・488頁　定価(本体4,200円+税)　2010.9.

あなたのプレゼン 誰も聞いてませんよ！ シンプルに伝える魔法のテクニック
渡部欣忍　著　　　A5判・226頁　定価(本体3,000円+税)　2014.4.

恋する医療統計学　研修医 凡太郎、統計の勉強をゼロから始めて学会発表までいきま〜す!
中川義久　著　　　A5判・190頁　定価(本体2,700円+税)　2015.4.

初心者でもすぐにできるフリー統計ソフトEZR(Easy R)で誰でも簡単統計解析
神田善伸　著　　　B5判・214頁　定価(本体3,800円+税)　2014.11.

2週間でマスターする エビデンスの読み方・使い方のキホン　すぐにできるEBM実践法
能登洋　著　　　A5判・96頁　定価(本体1,600円+税)　2013.9.

やさしいエビデンスの読み方・使い方　臨床統計学からEBMの真実を読む
能登洋　著　　　A5判・200頁　定価(本体2,800円+税)　2010.5.

ステップアップEBM実践ワークブック　10級から始めて師範代をめざす
名郷直樹　著　　　A5判・396頁　定価(本体3,800円+税)　2009.8.

定価は消費税率の変更によって変動いたします。消費税は別途加算されます。